MANUAL ILUSTRADO DOS

REMÉDIOS FLORAIS DO DR. BACH

PHILIP M. CHANCELLOR
(Organizador)

MANUAL ILUSTRADO DOS *REMÉDIOS FLORAIS* DO DR. BACH

Tradução
JÚLIO FISCHER

EDITORA PENSAMENTO
São Paulo

Título do original:
Illustrated Handbook of the Bach Flower Remedies

Publicado pela primeira vez na Grã-Bretanha em 1971.

Edição 6-7-8-9-10-11-12

Ano 93-94-95-96-97

Impresso em nossas oficinas gráficas.

Este livro é respeitosamente dedicado a Nora Weeks e a Victor Bullen, o Jachin e o Boaz do Templo da Cura* construído por Edward Bach. Juntos, esses dedicados discípulos trabalharam para o cumprimento da previsão do Dr. Bach que afirmava: "Esse método de tratamento constitui a medicina do futuro e será difundido pelo mundo todo." Que esse maravilhoso sistema espiritual de cura, descoberto por Edward Bach e propagado por Nora Weeks junto com Victor Bullen, continue a prosperar sob as bênçãos de Deus, até o dia em que a Árvore da Vida produza suas folhas para a cura das Nações.

* Ou *Iaquin* e *Booz*, referência às duas colunas de bronze do templo de Salomão (I Reis, 7, 15-22).

SUMÁRIO

PREFÁCIO

Este manual é uma compilação de materiais de diversas fontes. Boa parte é extraída diretamente do *The Bach Remedy News Letter*, com a gentil permissão de Nora Weeks, responsável pela publicação desse informativo do *The Dr. Edward Bach Healing Centre*, na Inglaterra.

O organizador deste volume recebeu autorização para utilizar e adaptar o material a seu critério. Este foi aproveitado livremente, sem referências autorais, exceto no caso de citações. O organizador, entretanto, assume total responsabilidade por quaisquer erros ou opiniões contraditórias que possam aparecer no texto.

Queremos agradecer a Sra. Weeks não só pela sua generosidade em autorizar a utilização de material do *News Letter*, mas, especialmente, por fornecer um grande número de informações inéditas referentes aos casos registrados no *The Dr. Edward Bach Healing Centre*. Embora sendo uma pessoa extremamente atarefada, ela nunca deixou que isso a impedisse de dar um bom conselho pessoal ou de fornecer alguma informação especial, sempre que solicitada. Na verdade, sem a sua dedicada colaboração, este manual jamais teria sido publicado.

O organizador também reconhece, com gratidão, sua dívida para com Rosaleen Spiesse. Além de oferecer generosamente seu tempo para fazer sugestões editoriais de valor inestimável, ela corrigiu, a duras penas, os erros ortográficos no texto datilografado.

O presente trabalho representa um esforço de cooperação. É esperança de todos quantos contribuíram para esse esforço que o livro possa ser um tributo à altura da memória do Dr. Edward Bach e do sistema de cura que ele descobriu e aperfeiçoou durante sua estada na terra. Desde a sua morte, há trinta e quatro anos, o trabalho de cura avançou e ganhou vulto. Ele ajuda, atualmente, a humanidade sofredora de praticamente todo o mundo civilizado, exatamente como profetizara o Dr. Bach.

Philip M. Chancellor
Ixtapan de la Sal
México, 1970

O método simples e natural de cura através da personalidade usando essências de flores silvestres, descoberto por Edward Bach, Bacharel em Medicina, Bacharel em Ciência, Membro da Escola Real de Cirurgia, Licenciado da Escola Real de Patologia e Doutor em Filosofia (Cambridge).

"Que a simplicidade deste método não desencoraje a sua utilização, pois quanto mais avançarem as pesquisas, mais vocês reconhecerão a simplicidade de toda a Criação."

"Não dêem atenção à enfermidade; pensem apenas na maneira como o indivíduo em aflição encara a vida."

"A cura final e completa vem de dentro, da própria Alma que, por Sua benevolência, irradia harmonia através da personalidade, quando recebe a permissão para fazê-lo."

Edward Bach

EPÍGRAFE

"Um glorioso panorama se abre diante de nós! Vemos que a verdadeira cura pode ser obtida, não pelo erro repelindo o erro, mas pelo certo substituindo o errado, pelo bem substituindo o mal, pela luz substituindo a escuridão. Nós chegamos também à compreensão de que não mais lutamos contra a doença com a doença,* não mais nos opomos à enfermidade com os produtos da enfermidade, não mais tentamos eliminar as moléstias com as substâncias que podem curá-las. Pelo contrário, nós agora desenvolvemos a virtude oposta que vai eliminar o que estiver errado."

Edward Bach

* O autor se refere ao processo de cura da homeopatia de Hahnemann (N.T.).

INTRODUÇÃO

A Terapia dos Remédios Florais de Bach

O presente método de tratamento e os trinta e oito Remédios que compõem sua farmacopéia foram descobertos por Edward Bach, um médico de renome que praticou seu ofício por mais de vinte anos, em Londres, como patologista e bacteriologista. Seu nome (e sua fama) está perpetuado nos sete Nosódios de Bach por ele descobertos e que até hoje estão em uso. O falecido Edward Bach, Bacharel em Medicina, Bacharel em Ciência, Membro da Escola Real de Cirurgia, Licenciado da Escola Real de Patologia e Doutor em Filosofia (Cambridge), abandonou sua prática e suas lucrativas pesquisas em 1930 a fim de se dedicar em tempo integral à descoberta dos Remédios e ao aperfeiçoamento de seu método de Cura pelas Flores. Procurou, no mundo das plantas, os Remédios que pudessem restaurar a vitalidade dos enfermos e aflitos, permitindo que o paciente supere qualquer preocupação, medo ou depressão e, com isso, colaborando para a própria cura.

Todos os Remédios usados nesse método de tratamento são preparados a partir de flores, arbustos ou árvores silvestres. Nenhum deles pode causar dano ou criar dependência. Não são prescritos diretamente segundo o mal-estar físico, mas sim de acordo com o estado mental do paciente, seus sentimentos de medo, preocupação, raiva ou desalento. Um estado de espírito desarmonioso não apenas retarda a recuperação da saúde e a convalescença, como também constitui a causa primeira do mal-estar e da enfermidade.

É bastante conhecido o fato de que um temor ou preocupação prolongados dissipam a vitalidade do indivíduo, levando-o a se sentir indisposto, inferiorizado ou estranho. Nessas condições, o corpo perde sua resistência natural às doenças. Entra no estado ideal para tornar-se presa de qualquer infecção e de qualquer tipo de enfermidade, seja um resfriado, um reumatismo, problemas digestivos ou qualquer uma das moléstias mais graves. Portanto, é o próprio paciente, e não a enfermidade, que carece de tratamento. Esta é uma postura já retratada no antigo preceito de que "não existem doenças, mas apenas pessoas doentes". Quando a paz e a harmonia retornam à mente, a saúde e a força retornam ao corpo.

No livro do próprio Dr. Bach, *Os doze Remédios e outros Remédios*,[1] são descritos trinta e oito Remédios, um para cada estado mental ou de ânimo negativos que afligem a humanidade. Esses estados foram por ele divididos em sete grupos, classificados da seguinte maneira: medo, indecisão, falta de interesse pelas circunstâncias presentes, solidão, hipersensibilidade a influências e opiniões alheias, desalento ou desespero e preocupação excessiva com o bem-estar dos outros.

Sob o título MEDO, por exemplo, temos cinco remédios para cinco tipos diferentes de medo, quais sejam: pavor, medo de causa conhecida, medo de causa desconhecida, medo de perder o controle da mente e medo de outras pessoas. O Remédio para o pavor ou medo excessivo (ROCK ROSE), por exemplo, é ministrado quando o paciente, ou os que lhe estão próximos ou lhe são caros, são tomados por um pânico absoluto em caso de acidente ou doença que pareçam tão graves que apresentem pouca esperança de recuperação. A natureza da condição ou o nome da enfermidade não fazem diferença. Se há pânico, será do Remédio para pânico que o paciente (e sua família ou amigos dele) necessitará.

Os Remédios de Bach possuem uma ação absolutamente benigna; jamais poderão produzir reações incômodas em nenhuma circunstância. Podem ser ministrados e utilizados, portanto, com segurança, por qualquer pessoa, segundo a intenção do próprio Dr. Bach, ou seja, a de que o homem fosse capaz de promover sua própria cura. Os Remédios de Bach podem ser prescritos paralelamente a qualquer outro tipo de medicação com absoluta segurança; não há o menor risco de algum efeito prejudicial ou conflitante com qualquer um dos remédios florais.

O uso deste livro é complementar ao de *Os doze Remédios e outros Remédios*, que fornece as indicações de preparo e dosagem. Não é preciso enfatizar a importância de a leitura deste manual ser sempre acompanhada pelo livro do Dr. Bach, uma vez que é essencial um entendimento mais profundo para a compreensão dos trinta e oito Remédios Florais. Outros livros importantes para o estudante e o praticante aparecem relacionados na bibliografia.

1. Dr. Edward Bach, *Os Remédios Florais do Dr. Bach*, incluindo *Cura-te a ti mesmo* e *Os doze Remédios*, Editora Pensamento, São Paulo, 1990.

COMO PRESCREVER

Preâmbulo

"A maior contribuição que podemos dar aos outros é sermos, nós mesmos, felizes e esperançosos; assim poderemos tirá-los de seu desalento."

"A ação desses remédios é a de elevar nossas vibrações e de abrir nossos canais para o Eu Espiritual; de inundar nossa natureza com a virtude particular de que necessitamos e remover de nós a imperfeição que causa o dano. Eles têm a propriedade, tal como uma bela música ou qualquer elemento glorioso de enaltecimento que nos proporciona inspiração, de elevar a nossa natureza, levando-nos a uma proximidade maior com nossas almas e, por esse movimento, trazer-nos a paz e aliviar nossos sofrimentos. Eles curam, não combatendo a doença, mas inundando nosso corpo com as sublimes vibrações de nossa Natureza Superior, em cuja presença a enfermidade se dissolve como a neve à luz do sol."

"Não existe cura autêntica, a menos que exista uma mudança de perspectiva, uma serenidade mental e uma felicidade interna."

Edward Bach

Capítulo 1
AS PRESCRIÇÕES

A Prescrição e a Entrevista

Nota: O organizador solicitou a colaboração de Nora Weeks no sentido de esboçar o método e o procedimento adotado por ela, por Victor Bullen e, sem dúvida, por muitos outros praticantes da medicina de Bach, para entrevistar seus pacientes. Ela, muito gentilmente, respondeu com uma descrição completa de seu método, numa carta a partir da qual foi escrito este capítulo.

Eis uma breve descrição da maneira utilizada por nós para prescrever. Não possuímos nenhum questionário padrão. Em nosso entender, o melhor é tratar cada paciente como um ser individual, ou seja, de uma forma diferente de qualquer outro. Isso significa que devemos conversar com cada indivíduo de uma forma compatível com seu entendimento, sua formação e sua postura geral de vida. O mais importante é deixar o paciente à vontade: fazê-lo sentir que você é seu amigo e que deseja sinceramente ajudá-lo. Faça com que ele se sinta seguro para falar sobre si mesmo com absoluta confiança em você. Somente o diálogo sem reservas sobre o paciente permitirá que você o ajude prescrevendo o Remédio adequado à sua condição. Faça-o sempre saber que é uma pessoa de qualidades e que não é o único no mundo a ter um problema semelhante. Leve-o à certeza sincera de que suas dificuldades são apenas temporárias e que os medos que sente nada mais são do que o desenvolvimento da grande coragem que já existe dentro dele, pois o medo, em última análise, é simplesmente um teste de coragem. Diga-lhe, também, que ele possui compreensão e tolerância para com os outros; que seu verdadeiro sentimento encontra-se apenas temporariamente encoberto pela impaciência e a irritabilidade. Transmita-lhe a segurança, ainda, de que ele não está vivendo sozinho estas emoções e que os sentimentos que para ele são exatamente os mais problemáticos podem ser totalmente eliminados, conquistando-lhe, assim, a liberdade. O Dr. Bach costumava sempre aconselhar: "Diga-lhes que eles são grandes! Enfatize suas qualidades positivas! Peça para que eles pensem nessas qualidades, e que nelas se concentrem." Nunca se esqueça, enfim, de que o Espírito é onipresente, tanto em seu paciente quanto em você.

Esteja atento para que cada paciente receba uma acolhida calorosa ao entrar no seu consultório. Diga-lhe o quanto se sente gratificado por ele haver-se decidido pelos Remédios de Bach, uma vez que tanta gente tem sido auxiliada por estes nos últimos quarenta anos. Observe que ele esteja confortavelmente sentado, que esteja relaxado e completamente à vontade.

Você poderá dizer algo nesse sentido: "Como, talvez, não tenha muito conhecimento acerca dos Remédios Florais do Dr. Bach, fale-me primeiro sobre os seus problemas físicos e depois farei algumas perguntas." Nunca se esqueça de que o praticante ou médico eficiente é um bom ouvinte. Cultive esse hábito e deixe que o paciente fale, mas certifique-se de estar ouvindo atentamente. Estamos ressaltando esse aspecto porque, ao falar sobre seus sintomas físicos, o paciente estará revelando muito de si mesmo, e é essa informação que nós, os praticantes, buscamos. Ele poderá contar-lhe, de modo totalmente inadvertido, que tem *medo* de que o sintoma se agrave (MIMULUS) ou que já *perdeu a esperança* de ser curado (GORSE). Poderá dizer que "fico tão *impaciente* ou *tenso* que meu trabalho acaba sendo afetado" (IMPATIENS). Poderá mencionar, indiretamente, estar "muito *ressentido* com esta ou com aquela pessoa ou situação" (WILLOW). Todas essas observações, aparentemente casuais, são de grande importância para nós, especialmente tendo em vista seu caráter espontâneo.

A maneira de falar do paciente é extremamente reveladora. Como ele se comunica? Fala de maneira apressada e nervosa, ou lenta e hesitante? Fala com grande determinação, num tom autoritário, ou sussurra com insegurança e receio? Estude, igualmente, a expressão facial do paciente, pois esta reflete suas emoções. Sua expressão é de preocupação, ele franze o cenho ou fica ruborizado? Seu sorriso é sincero ou forçado, encobrindo algum sofrimento ou aflição profundos? Observe os movimentos do paciente. Ele se senta com tranqüilidade ou movimenta, irrequieto, as mãos ou os pés? Muda de posição o tempo todo na cadeira? Todos esses detalhes são sinais bastante significativos para os que têm olhos para ver.

A regra é ouvir calmamente e observar com atenção enquanto o paciente fala. Faça algumas perguntas aqui e acolá, mas tenha sempre o cuidado de não interromper-lhe a fala; espere por uma pausa adequada antes de falar. Você poderá perguntar: "Há quanto tempo está com esse problema? Houve algum *choque* físico ou emocional relacionado com ele (STAR OF BETHLEHEM)? Houve alguma *decepção*? Existe ainda alguma *preocupação* ligada ao problema que pesa em sua mente (WHITE CHESTNUT)?" Leve em consideração a idade e a situação geral do paciente; se é casado ou solteiro, se *vi-*

ve no passado (HONEYSUCKLE) e outros elementos que pareçam reveladores.

Conceda a prioridade da palavra ao paciente. Estimule-o, quando necessário, e solicite algum esclarecimento se for preciso, sugerindo que ele se estenda mais, caso determinado incidente pareça justificar ou possa ter alguma influência direta no seu quadro emocional. Caso o paciente apresente características como *ressentimento*, ou mesmo emoções mais intensas, como *ódio, inveja* ou *ciúme* (WILLOW), não demonstre sinal algum de surpresa ou desaprovação. Assegure ao paciente que tais emoções são o produto natural de uma mente perturbada que se encontra em estado de desarmonia; enfatize o fato de que muito em breve ele terá sua harmonia restaurada, reencontrando a felicidade e a alegria de viver. A alegria de viver não é privilégio de alguns poucos, mas sim um *direito* de cada ser humano. Mostre a ele que os pensamentos negativos envenenam o organismo, ocasionando a perda da saúde e a infelicidade, além de prejudicarem decisivamente a eficácia de qualquer tratamento. Torne a encorajá-lo quanto a seu valor como ser humano e quanto à importância do relacionamento interpessoal entre os filhos do mesmo Espírito.

Certifique-se que ele saiba que tem em *você* alguém plenamente ciente de seus problemas e que todo mundo é atingido por pensamentos negativos numa ocasião ou outra da vida. Determinados indivíduos aprendem a enfrentá-los depois de ter conseguido harmonizar seus organismos e mentes. É precisamente isso o que você irá fazer com ele, sendo imprescindível, porém, a cooperação do paciente. É dessa forma que funcionam os Remédios de Bach. Mencione, depois, as múltiplas qualidades positivas do paciente; ressalte a coragem demonstrada por ele em chegar até ali sem abdicar da esperança. Diga-lhe, por fim, que não há nada a temer senão o temor, e que os Remédios que lhe serão prescritos irão ajudá-lo em todos os sentidos, no físico e no mental. Seja positivo com o seu paciente; transmita-lhe toda a esperança. Você, naturalmente, não poderá garantir a cura, pois somente Deus e a própria força do paciente poderão promovê-la, mas, enquanto ser humano e com base na sua experiência, você pode assegurar que ele notará uma grande melhora se seguir fielmente a receita que lhe será dada. Tranqüilize-o no sentido de esclarecer que não é ele a primeira pessoa a sofrer desse incômodo e nem será a última, mas que certamente se sentirá feliz ao se ver livre de seus problemas de uma vez por todas. Lembre-se de que o diálogo que você trava com o paciente pode ser de grande ajuda nesse momento. Será ali, também, que se estabelecerão as bases da confiança em você enquanto praticante e nos Remédios enquanto medicamento. Procure fazer com que cada paciente deixe seu consultório sentindo-se melhor do que quando entrou. Sendo esta uma regra fundamental da sua prática, o seu êxito estará garantido.

Como Prescrever para Si Mesmo

Ao prescrever os Remédios para o seu próprio tratamento, é importante que o indivíduo esteja atento ao modo como ele reage a determinadas circunstâncias. Observe suas reações quando está muito cansado, quando surge algum imprevisto grave, quando deve tomar alguma decisão importante ou mesmo quando o tempo está carregado e sombrio. Nessas ocasiões, as defesas individuais se enfraquecem e os sentimentos verdadeiros, ou, como se diz, nus e crus, vêm à tona, livres de desculpas e de autojustificativas. (Ver também referência a autotratamento no item "Receitando para Aflição Mental", página 24.)

Quando estamos cansados ou irritados, aborrecendo-nos com todos à nossa volta, estamos necessitando de IMPATIENS. Quando deprimidos, sem conseguir encontrar luz ou felicidade, necessitamos de GENTIAN ou de MUSTARD. Poderemos, por vezes, rir ou cantar num esforço por estarmos alegres ou parecer menos cansados; tal condição pede AGRIMONY. Se mergulhamos de cabeça no anticlímax da autopiedade, precisamos de CHICORY para nos erguer. Quando sentimos perda de interesse em tudo, sem prestar atenção ao que se passa à nossa volta, CLEMATIS é o indicado. Se, por outro lado, sentimos que a vida nos maltratou e que temos coisas em excesso para fazer, WILLOW é o Remédio a ser prescrito.

Se nos mantemos frios e controlados em meio a um incêndio, somos do tipo VINE. Se nos sentimos amedrontados ou intimidados, necessitamos de MIMULUS e, se entramos em verdadeiro pânico, de ROCK ROSE.

Examinemos a importante questão de chegar-se a uma decisão, pois nossa reação contém a resposta quanto ao nosso tipo ou caráter. Os Remédios oferecem a maior ajuda possível nessas ocasiões; aprendamos a nos beneficiar de suas múltiplas propriedades. Se parecemos hesitantes e indecisos, indagando a nós mesmos se "devo fazer isso ou aquilo?", SCLERANTHUS é claramente o indicado. Se, por outro lado, tomamos decisões imediatas, baseando-nos num julgamento precipitado, e se sentimos que os outros se apóiam em nós para tomar as *suas* decisões, necessitamos de IMPATIENS e, talvez, precisemos refletir um pouco mais sobre a questão. . . Se receamos que nossa decisão possa não ser a correta, precisamos de MIMULUS para esquecer o medo e encarar o problema de frente. Se temos o ímpeto de pedir a opinião de todos, exceto de um especialista qualificado, certamente necessitamos de CERATO e, possivelmente, também de uma opinião abalizada.

A questão se resume no seguinte: uma vez reconhecidas as nossas dificuldades, tomar o Remédio ou Remédios adequados imediatamente. Não espere o mal-estar ou a doença! Devemos ser receptivos à força proporcionada por estes Remédios para vencer nossos estados de ânimo negativos. Poderemos usufruir de um estado de calma e serenidade mesmo estando cansados ou tendo de enfrentar alguma emergência, tomar alguma decisão ou apenas encarar mais um dia monótono.

Como Prescrever para Gravidez e Parto

Os Remédios são prescritos para a gravidez, o trabalho de parto e o nascimento, exatamente como para qualquer outra circunstância, pois é o estado de espírito e a perspectiva individual que são tratados e não a condição física. Na verdade, os Remédios são particularmente úteis nesses períodos. Tanto a gravidez como o parto são condições normais, havendo, porém, ocasiões em que os estados de ânimo e da mente parecem mais instáveis do que o normal. Uma vez que os estados de ânimo possam ser nitidamente definidos, estes poderão ser tratados pela própria futura mãe ou pela pessoa que a orienta. Uma estrutura mental serena e feliz é um dos mais importantes fatores de um parto indolor e descomplicado, o que leva muitas mães a participar, atualmente, de aulas de relaxamento. Este aprendizado se tornará infinitamente mais fácil, garantindo o relaxamento, se a futura mãe é ajudada a controlar seus estados de ânimo e suas oscilações emocionais através dos Remédios.

Determinadas mães jovens ficam muito nervosas e apreensivas com a proximidade do parto. Tornam-se tensas na mente e no corpo, mesmo quando estiveram calmas e felizes até então. O MIMULUS mostrou ser de grande ajuda nessas condições; se o medo for excessivo, o ideal é ROCK ROSE. Para ajudar a acalmar a mente e relaxar o corpo, pode-se receitar VERVAIN e IMPATIENS. A experiência comprova que o RESCUE REMEDY, descrito no Capítulo 40, é de grande utilidade. O ideal é começar a tomá-lo alguns dias antes do parto; as mães que tomam o RESCUE REMEDY geralmente têm um parto tranqüilo e sereno, conseguindo uma rápida recuperação.

Um médico que usou os Remédios de Bach durante muitos anos apresentou-nos o seguinte relato de sua atuação durante um parto:

"A Sra. W., de 33 anos, tinha medo de morrer no parto de seu primeiro filho. Prescreveu-se MIMULUS e ROCK ROSE, Remédios que eliminaram o medo e o pânico. O parto foi singularmente fácil e rápido. A não ser por um problema com a placenta, a condição da mãe e da criança eram excelentes. No nono dia após o parto, a temperatura da mãe começou a elevar-se, chegando, no dia seguinte, aos 40°C. A paciente estava inquieta, dizendo que iria morrer e que tinha muito medo da morte. Sua condição era das mais alarmantes e, a pedido da família, decidiu-se consultar um especialista. O especialista não conseguiu encontrar nenhuma causa física para a alta temperatura, determinando a utilização de um soro antiestreptocócico. Na manhã seguinte, sua temperatura era de 39,8°C e ela ainda passava muito mal. A paciente comentou, então, que 'se conseguisse arrancar todo aquele pânico da cabeça minha temperatura iria baixar'. Foi-lhe ministrado ASPEN, um golinho a cada meia hora para começar e, quando a temperatura começou a baixar, de hora em hora. A temperatura continuou baixando e, às nove da noite já estava normal – 36,5°C. O lóquios, que havia estancado com a elevação da temperatura, retornou e a paciente recuperou-se sob todos os aspectos. Prosseguiu-se com o ASPEN por um longo tempo, pois a paciente dizia sentir ainda aquele pânico diversas vezes ao dia. A recuperação foi completa. Manteve-se saudável e livre do pânico desde então."

Como Prescrever para Crianças

Sempre surge a questão de como prescrever para crianças, especialmente no caso de bebês, que não podem descrever o que sentem. A criança, na verdade, sofre por muitas emoções além do medo e do pânico e todas elas podem acarretar grande aflição e infelicidade. Quando essas dificuldades conseguem ser superadas na primeira infância, a criança poderá ser poupada de muito sofrimento e de muitas doenças na idade adulta.

A criança, via de regra, não esconde suas emoções. Seu comportamento geralmente espelha seus sentimentos. Certos bebês são agitados e somente se acalmam quando são embalados; trata-se de bebês do tipo CHICORY, que desejam que aqueles por quem nutrem afeição e que tomam conta deles *estejam sempre por perto*. Outros bebês são de fato *impacientes* e berram exigindo atenção; estes, obviamente, são bebês do tipo IMPATIENS. Alguns bebês são alegres e risonhos o tempo todo e não dão trabalho algum, a não ser que haja, de fato, *algo definitivamente errado*; estes são bebês do tipo AGRIMONY. Há o tipo nervoso de bebê, que parece ter *medo* de quase tudo; é a criança do tipo MIMULUS. Outros bebês, ainda, parecem ser almas "antigas" *que vivem num mundo próprio*; parecem não tomar conhecimento de nada nem de ninguém; são os bebês do tipo CLEMATIS. O bebê do tipo CLEMATIS quase sempre parece dormir em excesso, faltando-lhe, por vezes, interesse até para se alimentar.

Certas crianças, por outro lado, tendem a ocultar seus sentimentos. Não contam aos pais quando estão insatisfeitos na escola ou se são maltratadas pelos outros. As crianças que *meditam* sobre suas dificuldades secretas necessitam de WHITE CHESTNUT para os *pensamentos que se repetem continuamente*, que giram por suas cabeças. Outras, que parecem externamente alegres, mas que, todavia, sofrem bastante no íntimo, precisam de AGRIMONY para atenuar seu *tormento mental*. As crianças que ocultam *ódios e ressentimentos*, procurando vencer corajosamente essas emoções, necessitam de WILLOW se sentem que *não merecem tal provação*, ou de HOLLY, se sofrem por pensamentos de *ciúme, inveja, vingança* ou *desconfiança*.

Cada criança, cada ser humano, na verdade, constitui uma personalidade distinta. Numa família com muitas crianças, todas vivendo em condições idênticas, todas com as mesmas vantagens e desvantagens, não haverá duas iguais em temperamento. Cada qual será um indivíduo único com a sua própria personalidade. Cada qual irá encarar a seu modo a vida com seus choques e mudanças, suas aventuras e decepções; cada qual reagirá de forma diferente de acordo com seu temperamento.

As emoções são um fator de grande importância na vida de uma criança, sendo que cada criança as enfrenta com bravura; com bravura porque ela ainda não consegue entender o porquê da existência de sentimentos que a entristecem ou deprimem em vez de torná-la feliz e contente. Ela não compreende que está experimentando as características negativas das qualidades positivas que traz dentro de si.

O Dr. Bach utilizou o tratamento de crianças como tema de uma palestra na qual explicou:

"Todos sabemos que uma mesma enfermidade pode afetar as pessoas de diferentes maneiras. Se Tommy contrai um sarampo, poderá ficar irritado, ao passo que Dorothy poderá ficar quieta e sonolenta. Johnny poderá querer ser mimado, o pequeno Peter poderá ficar todo nervoso e com medo, enquanto Bobby vai querer ficar sozinho.

Portanto, se uma mesma enfermidade produz tantos efeitos diferentes, certamente não haverá sentido em tratar-se unicamente a enfermidade. O melhor é tratar Tommy, Dorothy, Johnny, Peter e Bobby, deixando-os saudáveis; e, então, adeus sarampo! O que quero enfatizar a vocês é que não é o sarampo que fornece a orientação para a cura. É o modo como a criança é afetada; seu estado de ânimo é o guia mais sensível para mostrar o que cada paciente em particular necessita.

Da mesma forma como os estados de ânimo ou humores nos orientam no tratamento da enfermidade, eles também poderão alertar-nos de antemão de que um sintoma está se aproximando, permitindo-nos deter o processo. O pequeno Tommy volta da escola singularmente cansado, sonolento e irritadiço; ele talvez queira uma atenção exagerada ou, quem sabe, ficar sozinho. Ele não está 'muito ele', como costumamos dizer. Os gentis vizinhos entram em casa e dizem: 'Tommy está para pegar alguma doença; é melhor esperar.' Mas esperar por quê? Se Tommy for tratado imediatamente, de acordo com seu estado de ânimo, logo poderá sair da condição de não estar 'muito ele' para voltar a ser 'ele', e qualquer ameaça de doença muito provavelmente não se efetivará, ou, se for o caso, a doença será tão branda que sequer se fará notar.

O mesmo se dá com cada um de nós. Antes da manifestação de praticamente qualquer incômodo, passamos, via de regra, por um período em que estamos 'meio fora de prumo' ou 'um pouco caídos';

esse é o momento de tratar da nossa condição, de ficarmos no prumo e de impedir que a situação se alastre. Prevenir é melhor do que remediar, e esses Remédios ajudam de forma maravilhosa o nosso bem-estar, protegendo-nos das investidas de fatores de desconforto."

Uma vez que os Remédios de Bach têm uma ação suave, sem nunca acarretar reações, e uma vez que não têm sabor algum, podem ser ministrados a bebês e crianças de todas as idades com absoluta segurança. A dosagem é a mesma que para os adultos, i.e., quatro gotas do Remédio preparadas com água fervida para crianças e misturadas em leite, suco de frutas ou água. Quando o bebê é amamentado, a própria mãe pode tomar o Remédio. Normalmente, deve-se tomar quatro doses diárias do medicamento; em caso de doença grave, a dosagem pode ser aumentada, ministrando-se uma dose a cada quarto de hora ou a cada meia hora. Deve-se manter o procedimento adotado até que a criança dê sinais de uma melhora definitiva; os intervalos poderão, então, ser espaçados até que o perigo tenha passado e a criança esteja em fase de recuperação. É importante lembrar que os Remédios de Bach jamais têm efeito nocivo; porém, uma dosagem excessiva não aumenta a sua eficácia. É aconselhável prosseguir ministrando os Remédios quatro vezes ao dia até bem depois da completa recuperação da criança.

Em casos graves, deve-se mudar os Remédios segundo as mudanças no estado de ânimo da criança. Por exemplo: o pânico inicial sentido pelos pais ao deflagrar-se um quadro de gravidade pede por ROCK ROSE (tanto para a criança como para os pais). Com a melhora das condições, o pânico vira ansiedade, o que pede por MIMULUS. Deve-se notar que, neste caso, a criança está sendo tratada em função do estado mental dos pais, fato este da maior importância, sendo que o estado de ânimo dos pais serve como indicador no caso de crises agudas em bebezinhos. Finalmente, quando a criança apresenta uma melhora tal a ponto de demonstrar, por si própria, seu mau humor e seu desejo de atenção, o indicador deixa de ser, então, o estado de ânimo dos pais para ser o estado manifestado pela própria criança. É o estado de ânimo da criança que deve ser tratado e este pede por CHICORY. Se a criança se encontra num estado de sonolência do qual parece difícil removê-la, CLEMATIS é o indicado. A criança poderá demonstrar irritabilidade ou impaciência, caso em que o Remédio será IMPATIENS; caso ela se torne insistente, exigindo a atenção de toda a família, o caso é nitidamente de VINE.

Resumindo: muda-se o Remédio à medida que se modifica o estado emocional ou mental. Se as mudanças são freqüentes, preparar pequenos copos d'água com as gotas do Remédio indicado, para que a criança possa tomar um gole sempre que necessário. Não esqueça de identificar os copinhos usando um pedaço de fita adesiva, para saber qual remédio é qual. A administração dos Remédios é uma arte. Pratique-a com fervor e com um cuidado amoroso. Mude os Remédios da mesma forma como um organista de orquestra muda as chaves de um grande órgão para obter as delicadas inflexões tonais que o distinguem como mestre de seu instrumento.

Casos Clínicos

Menina, 6 anos de idade. Ela assistira, pela primeira vez na vida, a um cortejo fúnebre. Suas perguntas foram respondidas de maneira simples e direta, explicando-lhe o processo da morte. Subitamente, porém, passou a manifestar um medo obsessivo de que a mãe pudesse morrer em pouco tempo e que fosse arrancada dela num cortejo semelhante. Não deixava que a mãe saísse de suas vistas. Perdeu o apetite, tinha pensamentos mórbidos durante o dia e pesadelos à noite. Foi-lhe receitado RED CHESTNUT para o medo mórbido com relação à mãe e ROCK ROSE para seu estado de pavor. Depois de tomar os Remédios por seis semanas, recuperou-se completamente, voltando a ser uma criança alegre e normal.

Menina, 9 anos de idade. Ao começar a estudar biologia elementar na escola, criou um medo obsessivo pela sujeira. Ficava o tempo todo lavando as mãos para livrar-se de "sujeiras" inexistentes. Receitou-se CRAB APPLE como Remédio de limpeza. Em um mês ela se recuperou completamente da sensação de não estar limpa.

Menina, 12 anos de idade. Era extremamente sensível aos sinais que possuía na testa e no queixo. Muito afeiçoada à família, era uma garota bonita, porém reservada para com estranhos. Na escola tinha dificuldade para se concentrar. Ficava sonhando na maior parte do tempo, ignorando completamente tudo quanto não lhe interessasse. Foi-lhe prescrito CLEMATIS para seus devaneios e dificuldade de concentração e CRAB APPLE para limpar a pele dos sinais que considerava tão desfigurantes. Foi também instruída a acrescentar algumas gotas de CRAB APPLE a um pouco de leite e lavar o rosto com a mistura a cada noite. Em três meses os sinais desapareceram e ela tornou a ser uma senhorita brilhante e atenta.

Menino, 9 meses de vida. Durante um bombardeio aéreo na II Guerra Mundial, a criança fora colocada num guarda-roupa escuro pela mãe. O barulho e a escuridão assustaram-no em excesso, tanto que nunca mais, depois disso, pôde ser deixado sozinho em qualquer ambiente, especialmente recintos pequenos como um banheiro. Aos seis anos de idade, foi trazido até nós para tratar-se. Foi-lhe prescrito ROCK ROSE para o pânico e MIMULUS para o medo ao barulho e aos recintos fechados. Tomou a medicação regularmente por três meses. Passado esse período, ele não apenas havia perdido esse medo como já era conhecido como o "valentão" entre os colegas de escola.

A Sra. E.L.G. escreveu-nos da Alemanha: "Minha sobrinha teve, há pouco tempo, uma filhinha. O bebê toma regularmente o RESCUE REMEDY, que é especialmente preparado para ela com água esterilizada. Ela é boazinha como um anjo. Se começa a chorar durante a noite, toma algumas gotas do Remédio numa colherzinha d'água e torna a dormir imediatamente. Ela nunca teve daqueles berreiros terríveis. Minha sobrinha também coloca um pouco do

RESCUE REMEDY preparado no seio ao amamentar, de forma que o bebê tome algumas gotas junto com o leite. Estamos muito orgulhosos da menininha e a amamos muito."

Como Prescrever para Aflição Mental e Tensão Emocional

A pressão e a tensão da vida atual levam muita gente a enfrentar estados de extremo tormento mental. O praticante tem a tendência de pensar em primeiro lugar, e por vezes exclusivamente, apenas em AGRIMONY no tratamento desses estados penosos e aflitivos. Na verdade, cada um dos trinta e oito estados de ânimo é passível, em seu nível extremo, de causar um penoso tormento mental. Felizmente, o uso do Remédio adequado no momento apropriado poderá aliviar a tensão e o sofrimento.

Existem aquelas pessoas eternamente atormentadas por *pensamentos tristes ou indesejados que parecem envolver cada vez mais* sua mente, roubando-lhes toda a paz; o Remédio, nesse caso, será WHITE CHESTNUT. Outros sofrem de uma *angústia depressiva* tal que sentem atingir, por vezes, o limite humano de tolerância; SWEET CHESTNUT é o indicado nesses casos. Muitas pessoas são freqüentemente tomadas por pensamentos de *ciúme, inveja, ódio* ou *raiva*; HOLLY é o Remédio para essas emoções. Certos indivíduos caem numa *depressão* tão negra, sem nenhum motivo aparente, que não vêem esperança nem prazer na vida, mas somente o espectro sombrio e zombeteiro do *irremediável desalento*; MUSTARD é o Remédio para esse estado. A *indecisão* e a *insegurança* também podem causar aflição mental, desviando a mente de uma decisão clara; esse estado pede por SCLERANTHUS. Existe o perigoso estado do *desespero profundo* que acarreta idéias de suicídio ou de outras ações violentas; CHERRY PLUM poderá aliviar esse terrível estado. Em determinadas condições, *choques* (STAR OF BETHLEHEM), a *autocensura* (PINE) ou a *perda de autoconfiança* (LARCH) podem causar extrema angústia mental.

O praticante, da mesma forma que o leigo que prescreve para si mesmo, deve estar atento à mais leve alteração no estado emocional. Normalmente, uma mudança no estado emocional é o presságio de uma condição mais grave no futuro. É a bandeira vermelha de alerta. Vale a pena levá-la em consideração.

Como Prescrever para Animais

Diversas pessoas descobriram que os Remédios de Bach são de grande ajuda para as plantas e os animais. O fato não deve causar espanto, se pensarmos que tanto os animais quanto as plantas possuem as mesmas dificuldades de temperamento que nós. Também eles podem ficar amedrontados, nervosos, irados, impacientes ou serem sonhadores; também eles podem querer ficar a sós ou, pelo contrário, desejar atenção constante. Nesse sentido, cada gato ou cachorro, cada animal e cada planta é um ser individual definido, sendo que todos nós somos da mesma substância. Portanto, não é de admirar que as criaturas e plantas menos evoluídas possuam também suas próprias personalidades e características. Quando observadas atentamente, não é difícil tratá-las.

Casos Clínicos

"Meu chihuahua foi gravemente ferido por um golpe violento na cabeça e o veterinário achou que poderia perder um olho. Apliquei o RESCUE REMEDY imediatamente e, quando o curativo foi removido, quatro dias depois, o olho estava intacto. E não parou de melhorar sensivelmente desde então."

"Alguns bezerros sofrendo de porrigem reagiram positivamente a CRAB APPLE e AGRIMONY, o segundo ministrado porque eles estavam sendo torturados pela irritação."

Eis um caso do Dr. Bach. Viu ele, certa vez, um homem cavando um buraco grande e profundo num terreno da vizinhança, onde havia um pônei fêmea parado. Quando o Dr. Bach indagou qual seria a destinação do buraco, o homem respondeu: "Para o pônei. Ela está morrendo." "Tape o buraco", respondeu o Dr. Bach, "o pônei viverá." Ele, então, tratou o animal com ROCK ROSE e em poucos dias ele estava recuperado e saudável novamente.

"Nosso gato foi atropelado por um carro, e duas de suas patas ficaram seriamente machucadas. Seu estado era deplorável. Dei a ele ROCK ROSE para o choque, IMPATIENS para a dor e a tensão e CRAB APPLE para limpar seu organismo das eventuais toxinas acumuladas em razão do choque. Só consegui aplicá-los ao redor da cabeça e do focinho; eu não ousava encostar em suas patas. No dia seguinte, acrescentei STAR OF BETHLEHEM aos Remédios e umedeci com eles a almofada na qual o gato estava deitado. Cerca de uma semana depois, ele já apresentava sinais definitivos de recuperação, sendo que agora até as garras esmagadas estão melhor."

"Minha última dose do RESCUE REMEDY foi utilizada num estorninho com resultados altamente positivos. O pobre pássaro ficou preso atrás da grade da lareira por uns três dias e, quando o salvei, ele estava mais morto do que vivo. Dei-lhe algumas gotas do RESCUE REMEDY e ainda o banhei com a medicação. Recuperou-se maravilhosamente bem e foi embora voando em liberdade."

"Talvez seja do seu interesse saber que o RESCUE REMEDY salvou a vida de um formoso pavão. Uma raposa, depois de matar a pavoa, mordeu o pavão no pescoço e arrancou-lhe todas as penas da cauda. A ave ficou num estado francamente deplorável. Dei um pouco do RESCUE REMEDY para o dono do pavão, que o misturou à ração da ave. Os resultados foram notáveis; o pavão recuperou-se rapidamente e voltará a ser totalmente normal quando as penas de sua cauda tiverem crescido outra vez."

"Nossa pequena chihuahua nasceu de um parto complicado e parecia muito doente, embora o veterinário não conseguisse encontrar nada de errado nela.

A primeira dose do RESCUE REMEDY já surtiu grande efeito; ela se reanimou de maneira surpreendente e em pouco tempo estava completamente recuperada. O RESCUE REMEDY foi também de grande ajuda quando ela deu cria. Não sei o que eu teria feito sem o medicamento. Sempre que algum dos cães se machuca, pingo um pouco do Remédio na ferida e eles o ingerem lambendo-o sozinhos. Às vezes eles o lambem de meus dedos."

Temos, por fim, um relato dos mais completos e detalhados, por parte da Sra. Guy, das Ilhas Scilly. Somos extremamente gratos a ela por tê-lo enviado a nós. Conta-nos a Sra. Guy que seu gato siamês mergulhou acidentalmente sua pata traseira numa grande frigideira com banha fervente. O pobre animal uivava de dor e pelo choque. Diz a Sra. Guy: "Borrifei imediatamente o RESCUE REMEDY misturado com água sobre a perna e a pata, aplicando-o, também, no canto da boca, onde era possível. Seus uivos logo cessaram. O veterinário não se encontrava na ilha, de modo que prossegui tratando o gato com AGRIMONY, para a dor e o sofrimento, e CRAB APPLE, para limpar e curar a região atingida. Continuei aplicando os Remédios em sua pata nos locais em que estava ferida. Acreditando que toda cura deve ser amena, não fiquei perturbando o animal para examinar o machucado nesse estágio; confiei nos Remédios para curá-lo. Na manhã seguinte, a pata estava muito inchada, exalando um cheiro terrível, porém ele comia e bebia bem e descansava tranqüilamente. Ao fim de uma semana, ele arrancou a pele morta e o cheiro desapareceu. Revelou-se, então, a completa extensão do machucado: feridas abertas, manchas grandes e feias, porém a pata, para a qual eu dedicara maior atenção por ter sido mais atingida pela banha, estava curada. A essa altura, os olhos do gato já brilhavam, suas funções físicas estavam normalizadas, seu apetite era bom e não demonstrava resquício algum de choque. Sua gengiva ficara extremamente inchada na tentativa de lamber a banha fervente da pata. Agora, passadas seis semanas, tudo o que se vê é uma pequena marca, sendo que as regiões curadas já estão cobertas de pêlo, coisa que nós nem esperávamos. A pata machucada está totalmente normal. Demos a ele outros Remédios conforme a necessidade, entre eles os fortificantes CENTAURY, OLIVE e HORNBEAM. Quando ele solicitava atenção em demasia, dávamos CHICORY; quando tentava fazer coisas em excesso, dávamos VERVAIN. Então demos-lhe MIMULUS, pois demonstrava receio de andar utilizando a pata machucada."

Como Prescrever para Plantas

Ao tratarmos de plantas ou árvores, é necessário que nos coloquemos em seu lugar, procurando imaginar como se sentem. Uma árvore atormentada por fungos necessita de CRAB APPLE como remédio purificador, além de AGRIMONY para seu tormento. Uma árvore ou planta transplantada poderá sofrer um choque, caso em que é indicado o uso de STAR OF BETHLEHEM. Se ela demonstra que lhe faltam forças para recuperar-se do transplante, deve-se dar HORNBEAM ou OLIVE. O RESCUE REMEDY também se mostrou de grande utilidade para o sofrimento de plantas ou árvores. Uma planta fraca ou caída poderá aproveitar as qualidades fortificantes de CENTAURY, HORNBEAM ou OLIVE. Um solo enfraquecido poderá receber borrifos de OLIVE, VINE e WILD OAT, que são Remédios restauradores.

O preparo dos Remédios para árvores e plantas dá-se da seguinte forma: enche-se a garrafa destinada aos Remédios necessários com aproximadamente 30 g de água da chuva, acrescentando duas gotas de cada Remédio. Coloca-se uma colher de chá da mistura dessa garrafa num galão de água de chuva, fazendo um vaporizador para a folhagem e um regador para as raízes. No caso das árvores, certificar-se de estar regando o solo num raio equivalente à extensão dos galhos, a fim de abranger a totalidade das raízes. Na verdade, nós, aqui em Mount Vernon, temos estado muito ocupados para fazer trabalhos experimentais em larga escala em nosso próprio jardim, mas temos um bom exemplo. Tínhamos uma antiga macieira que ficou coberta de pulgões num verão. Borrifamos o tronco e os galhos com CRAB APPLE e AGRIMONY, pois sentimos que a velha árvore não gostava de estar suja e sentia-se atormentada. Continuamos a borrifá-la durante uma semana, regando, ao mesmo tempo, a área das raízes. Os pulgões logo desapareceram e a árvore nunca mais passou por esse sofrimento.

Casos Clínicos

"Meu pé de nectarina, que deixara de ser um simples caroço de fruta para tornar-se uma árvore bela e ereta em sete meses, subitamente começou a murchar e a declinar. Descobri que nosso gato havia roído seu tronco numa extensão de oito a dez centímetros acima do solo. Reguei generosamente a árvore com o RESCUE REMEDY acrescido de HORNBEAM, protegendo-a, também, de danos futuros. Quando a primavera chegou, ela ficou literalmente maluca! Exibia o tronco perfeito em toda sua extensão, além de três ou quatro galhos repletos de frutas!"

O relato a seguir, bastante significativo, é de uma adepta dos Remédios de Bach, que teve a gentileza de escrever-nos contando sua experiência. "Sempre que nosso gato adoecia, colocávamos os Remédios que deveria tomar em sua tigela de água. Eu costumava esvaziar a tigela diariamente, sempre sobre o mesmo trecho do jardim. No ano anterior, eu plantara naquele trecho alguns bulbos de jacinto. Para nossa grande surpresa, quando os bulbos floresceram, naquele ano, todos haviam-se dividido e, em vez de três inflorescências rígidas, tivemos um tapete de flores de primeira qualidade e da maior beleza. Os bulbos plantados nas laterais da trilha, que não haviam recebido os Remédios, permaneceram normais. Desde então, sempre que enxáguo os vidros que continham Remédios, despejo a água nos bulbos que acompanham a trilha. Nesse momento, eles estão justamente florescendo; uma quantidade deles e todos divididos!"

Aspectos Profiláticos dos Remédios de Bach

Certo indivíduo, que utilizava os Remédios de Bach havia muitos anos, escreveu ao Dr. Edward Bach Healing Centre, apresentando a seguinte pergunta: "Quantas pessoas pensam em utilizar os Remédios de Bach quando não estão doentes? É certo considerar que eles possam ser utilizados para o desenvolvimento do caráter, o desenvolvimento da personalidade e para proporcionar um estado supersaudável?"

A resposta a essa pergunta é um inequívoco sim: os Remédios de Bach podem ser utilizados, com toda a certeza, não apenas para se alcançar um estado supersaudável, mas para mantê-lo. Os Remédios afetam as emoções; as emoções afetam a saúde física do organismo; as emoções servem, também, como indicadores do bem-estar físico, pois qualquer desequilíbrio ou desarmonia emocional nada mais é do que um alerta quanto às condições físicas que estão a caminho. Corrija a emoção e você terá bloqueado uma perturbação física antes que esta tenha tempo de se manifestar como alguma doença. Certamente, prevenir é melhor do que remediar, sendo lamentável que mais pessoas não prestem suficiente atenção aos sinais emocionais, simples mas infalíveis, que refletem uma mudança no estado de ânimo ou no estado mental. Do contrário, poderíamos evitar muita infelicidade e muitas doenças.

A contribuição dada ao mundo pelo Dr. Bach pode ser ainda mais bem apreciada quando recordamos que seu método de cura é tão certo e seguro que qualquer indivíduo "de bom senso" pode utilizá-lo de imediato, com absoluta segurança e resultados comprovados. Mesmo no caso de algum erro de prescrição, o pior que pode acontecer é um resultado insuficiente. O Remédio errado NÃO pode prejudicar o organismo sob nenhum aspecto, nem tampouco causar alguma reação.

A prevenção profilática da doença situa-se, com toda a certeza, dentre os objetivos principais da terapia do Dr. Bach. A falta de saúde é a manifestação física de qualidades negativas que impedem o desenvolvimento do caráter verdadeiro, sendo o desenvolvimento do caráter o motivo de estarmos sobre essa terra. Os Remédios destinam-se àqueles que desejam verdadeiramente superar os obstáculos que impedem o seu desenvolvimento, para que certas qualidades altamente desejáveis, como a coragem, a tolerância, a bondade, a compreensão e a paz de espírito possam ser alcançadas. Os obstáculos estão sempre presentes, pois somente ao vencê-los é que podemos progredir, sendo que, à medida que progredimos, os obstáculos tornam-se cada vez mais sutis. Segundo a mesma lei, o mesmo se dá, felizmente, com os Remédios de Bach. No plano mais prático e material dos relacionamentos cotidianos com nossos semelhantes, os Remédios ajudam a manter esses relacionamentos mesmo nas condições mais adversas. Por vezes, eles restabelecem relacionamentos que se deterioraram, tornando-se uma fonte de infelicidade e solidão.

A pessoa que escreveu a carta acima citada disse adiante: "Acho esse tipo de prescrição muito mais difícil do que no caso de uma doença física, pois quando a pessoa *parece* saudável, tudo tende a se manifestar num tom mais ameno."

A observação é sensata. Porém, quando o desejo de superar um estado mental negativo é suficientemente forte, seja com respeito a nós mesmos ou a outra pessoa que procure a nossa ajuda, a prescrição não é difícil quando descobrimos as emoções responsáveis pela condição desarmoniosa. Para tanto, devemos basear nossa avaliação no caráter como um todo. Nosso julgamento deve ser absolutamente honesto, sem ser camuflado pela criação ilusória de fatos que, para nossa justificação, gostaríamos que fossem verdadeiros ou pela máscara enganosa da personalidade.

O interior profundo da maioria de nós abriga traços de caráter dos quais *não* nos orgulhamos e dos quais daríamos tudo para nos ver livres. Contudo, normalmente carecemos da coragem para trazer esses traços desagradáveis à tona e encará-los definitivamente. Como conseqüência, iludimos a nós mesmos, ao longo dos anos, acreditando que esses traços são um elemento fixo de nossa natureza imutável. Aceitamos essa impostura e, em vez de procurar corrigi-la, curvamo-nos perante aquilo que parece o inevitável, na esperança secreta de que ele se vá e nos deixe em paz! Esteja certo de que ele não fará nada disso; pelo contrário, enquanto não o controlarmos, ele nos controlará. Os Remédios representam uma ajuda inestimável para todos nós nessas condições. Eles nos dão força para trazer à tona os traços indesejáveis, para encará-los e para nos livrarmos, de uma vez por todas, do seu domínio.

Existem, ao lado dos traços principais do nosso caráter, que nos afetam de maneira tão intensa, estados de ânimo flutuantes e passageiros que também nos influenciam, embora em menor escala. Dizemos, por vezes, que levantamos "com o pé esquerdo", e já nos mostramos irritados à mesa do café. Esses estados de ânimo devem ser tratados diretamente. Tomar IMPATIENS, por exemplo, imediatamente ao despertar, pode garantir um harmonioso café da manhã e um bom início de dia.

O tratamento imediato de um estado mental negativo pode prevenir doenças e até mesmo o mau humor, pois, como afirmou o Dr. Bach, "a doença nada mais é do que a consolidação de uma atitude mental". Como esta verdade parece óbvia quando pensamos nos vincos profundos que se formam na testa ou nos cantos da boca do indivíduo que habitualmente se preocupa! Ou nas juntas enrijecidas formadas nos indivíduos muito orgulhosos e de idéias rígidas! Vale a pena, portanto, arregaçar as mangas e vencer nossas dificuldades mentais e emocionais. Essa disposição é válida não apenas do ponto de vista do bem-estar físico como também da perspectiva, mais importante, de nosso avanço espiritual. Assim, vale a pena, também, ajudar uma criança a vencer o medo, o ciúme ou a raiva, permitindo-lhe caminhar pela vida com alegria e confiança.

O Dr. Bach compreendeu profundamente esse aspecto ao escrever: "Existem aqueles que possivelmente necessitam de maior ajuda do que as pessoas portadoras de sofrimentos físicos. Existem aqueles que tiveram poucos ou, talvez, nem um único dia de enfermidade em suas vidas e, contudo, carregam um grande sofrimento mental, sendo que a angústia da mente normalmente é mais insuportável do que a dor física."

OS TRINTA E OITO REMÉDIOS

Capítulo 2
AGRIMONY

Palavras-chave: Tormento mental; aflição ocultada dos outros

O indivíduo do tipo AGRIMONY aparenta, na superfície, muita alegria e descontração. É uma ótima companhia, possuindo, normalmente, grande senso de humor. É um prazer estar junto dele. Por esses motivos, pode parecer difícil descobrir, de imediato, o Remédio adequado à pessoa em questão. Contudo, estas personalidades vestem a máscara da descontração apenas superficialmente, enquanto em seu mais profundo interior existe uma pessoa seriamente atormentada; a máscara apenas oculta um estado mental tumultuado. O tipo AGRIMONY é pacífico, perturbando-se quando há brigas ou discussões. Em vez de descarregar seus problemas nos outros, eles normalmente fazem pouco das próprias dificuldades. Ao se recolherem, à noite, geralmente estão inquietos e a profusão de seus pensamentos é motivo de insônia e agitação. Em caso de doença, a pessoa do tipo AGRIMONY poderá até brincar com os que se encontram à sua volta ou que o estejam cuidando; sua inclinação é a de fazer pouco-caso de seu desconforto, aparentando estar feliz e satisfeito. As crianças do tipo AGRIMONY são aquelas que conseguem esquecer facilmente seus aborrecimentos, deixando de lado suas ansiedades e retomando uma disposição alegre em questão de segundos. O tipo AGRIMONY é o extremo oposto do tipo HEATHER, que não consegue evitar discutir seus problemas e aflições. Ambos os tipos não gostam de ficar sozinhos, embora por razões diferentes. A pessoa do tipo AGRIMONY busca companhia para se evadir e esquecer seus problemas junto a amizades agradáveis, enquanto o tipo HEATHER busca apenas aliviar sua personalidade egocêntrica com quem quer que tenha paciência para ouvi-lo. Por vezes, quando severamente pressionadas, as pessoas do tipo AGRIMONY poderão refugiar-se no álcool ou nas drogas, buscando um alívio para o tormento mental que experimentam.

O aspecto positivo do tipo AGRIMONY reflete-se nos indivíduos capazes de rir sinceramente dos próprios problemas, por estarem totalmente cientes de sua relativa falta de importância. São legítimos otimistas e pacificadores inveterados.

Casos Clínicos

Mulher, 50 anos. Era uma pessoa animada, risonha e aparentemente feliz, capaz de enxergar o lado cômico de tudo. Seu marido falecera no ano anterior ao início do seu tratamento, deixando-a sozinha diante de uma série de problemas, inclusive financeiros. Durante o dia, ela se ocupava inteiramente com seus diversos interesses; à noite, porém, sobrevinha-lhe uma grande agitação e insônia. Os problemas e as preocupações a dominavam, levando-a a se revirar na cama até as primeiras horas da manhã. Essa situação se mantinha desde a morte do marido. Seu estado geral de saúde era bom, apesar de sentir-se cansada e de manifestar dificuldade para lembrar-se de detalhes de certas coisas. Tornara-se também difícil, para ela, manter seu bom humor e alegria habituais. Foi-lhe prescrito AGRIMONY para a aflição e a preocupação, que ela ocultava, com tamanha bravura, dos amigos e parentes, bem como para sua agitação e para a insônia. Acrescentou-se OLIVE para a exaustão. Os resultados foram imediatos. Na primeira semana ela já conseguia dormir sete horas por noite, levantando-se relaxada e refeita. Em seis semanas, já recuperara seu estado normal, sendo capaz de enfrentar qualquer problema.

Homem, 40 anos. Era uma pessoa corajosa, porém agitada, altamente sensível e ansiosa. Tinha muitos problemas familiares e bebia em excesso para obter algum alívio em seu tormento mental. Foi-lhe receitado apenas AGRIMONY. Depois de um tratamento de dois meses, perdeu sua ânsia pelo álcool, sendo capaz de analisar e resolver seus diversos problemas. Voltou a ser uma pessoa normal.

Menino, 9 anos. Era asmático de nascimento. Uma criança alegre e feliz, não se queixava sequer durante os ataques mais severos e buscava tirar o melhor partido de sua desvantagem. Foi-lhe receitado apenas AGRIMONY. Depois do início do tratamento teve ainda um ataque e nunca mais se viu importunado pela asma. Sua recuperação foi total.

Mulher, 40 anos, solteira. Sofria de uma dor reumática no braço e no ombro esquerdos. Era uma dor tão intensa que a impedia de dormir. Ao procurar-nos para tratamento, parecia doente e esgotada, mas, ainda assim, mostrava-se alegre. Foi-lhe prescrito AGRIMONY como seu Remédio básico, por ela suportar a dor de maneira tão alegre. Para a tensão, prescreveu-se IMPATIENS. Em três dias ela já acusava uma sensível melhora, embora a rigidez do ombro ainda persistisse. Acrescentou-se VERVAIN aos Remédios, por ela tentar utilizar excessivamente o braço esquerdo em seu trabalho diário, apesar da rigidez e da dor. Dois dias depois, ela informou que toda rigidez havia desaparecido e que, de modo geral, sentia-se muito melhor. O tratamento prosseguiu por várias semanas, até que ela pudesse sentir que estava, de fato, totalmente curada.

Mulher, 63 anos, solteira. Ao procurar nosso tratamento, tinha o corpo inteiro afetado por uma irritação cutânea que, por vezes, causava-lhe inchaços no rosto. Era normalmente uma mulher alegre e saudável. Sua casa, em Londres, fora seriamente danificada por bombas incendiárias durante a guerra; ela, inclusive, já recebera tratamento para o choque retardado, na ocasião, e aparentemente havia se recuperado. O tratamento conosco teve início em 1946. Foi-lhe prescrito AGRIMONY, por sua disposição alegre e como seu Remédio básico. Também lhe foi prescrito STAR OF BETHLEHEM, em razão do choque pelo qual havia passado, acrescido de HOLLY, pois observou-se seu ódio à idéia de ter perdido a casa e seu grande ressentimento pelos motivos dessa perda. Três semanas depois, informou que a irritação desaparecera quase por completo. Prosseguiu tomando o medicamento e, um ano mais tarde, tornou a escrever, contando que fora "inteiramente curada", embora sem especificar datas, e que estava "totalmente bem outra vez".

Homem, 42 anos. Era um policial que havia sofrido um colapso nervoso em conseqüência de alguns problemas familiares. Dormia mal e sentia-se geralmente "enfraquecido", embora guardasse os problemas para si, exibindo uma feição arrojada para o mundo. Foi-lhe prescrito apenas AGRIMONY, seu Remédio básico. Três semanas depois, informou que se sentia bem novamente e que estava dormindo muito melhor. Prosseguiu com o tratamento e, passadas mais quatro semanas, contou que estava muito melhor e que não pensava mais tomar laxantes para sua constipação. Dois meses depois do início do tratamento, ele escreveu: "Agora, lembro de minha doença como uma espécie de pesadelo. Estou totalmente recuperado."

Bebê, 6 meses de vida, lactente. A mãe tomara penicilina em razão de um abscesso no seio, dando origem a uma erupção facial no bebê. Este, por sua vez, era uma criaturinha muito alegre. Dormia bem e não parecia agitada ou perturbada pela erupção. Foi-lhe prescrito AGRIMONY como Remédio básico, acrescentando-se CRAB APPLE para limpar seu organismo dos efeitos da penicilina. Em dois dias a erupção desapareceu e os sinais remanescentes começavam a se dissolver. Uma semana depois, todos os sintomas de erupção haviam desaparecido e jamais retornaram.

Trecho de uma carta enviada por uma paciente: "Estou preocupada e repleta de medo porque minhas gengivas estão flácidas e esponjosas, sendo que há muitos anos não consigo usar minha dentadura inferior. Eu era uma mulher normal e feliz, mas esse problema me derrubou; tenho medo de que a situação se agrave e que eu não possa mais comer coisa alguma." Prescreveu-se AGRIMONY para seu estado de preocupação e de tormento mental. Para seu grande medo, que atingia quase os limites do pavor, tomou ROCK ROSE. Acrescentou-se HORNBEAM para dar-lhe forças. Quatro semanas depois, tornou a escrever, contando que sua gengiva começava a se enrijecer; os mesmos Remédios foram repetidos. Pouco depois, houve uma recaída, quando se tornou ressentida e impaciente; seus temores viram-se duplicados. Foram-lhe prescritos os seguintes Remédios: AGRIMONY, o Remédio básico, ROCK ROSE como antes, acrescentando-se WILLOW para o ressentimento, IMPATIENS para a impaciência e GENTIAN para o desânimo acarretado pela recaída. Um mês depois, escreveu contando que estava mais feliz do que nunca estivera em muito tempo. Sentia-se muito melhor, conseguindo voltar a usar sem incômodo algum a dentadura.

Capítulo 3

ASPEN

Palavras-chave: Temores vagos de origem desconhecida; ansiedade; apreensão

Os medos do indivíduo do tipo ASPEN pertencem à mente. São os medos ou presságios que nos atingem, sem nenhuma razão conhecida, durante o dia ou a noite. Pode haver uma súbita interrupção do sono ao irromper de um pânico sem nenhum motivo conhecido, talvez um sonho que foi esquecido; pode manifestar-se um pavor em retomar o sono, por medo de que a ansiedade volte a se apresentar. Normalmente, o medo do indivíduo do tipo ASPEN está relacionado com pensamentos de morte ou religião; trata-se de um medo "de arrepiar" ou de "dar calafrios" por algo não visto ou ouvido; é, ao mesmo tempo, súbito e inexplicável desde a origem. Parece simplesmente aparecer, tomando a vítima de um sentimento de catástrofe normalmente acompanhado por um terror ou pânico emocional intensos. Normalmente, assoma quando o indivíduo se encontra sozinho, embora, por vezes, esse pânico gélido e inexplicável sobrevenha quando a pessoa está entre amigos, ocasião na qual, humanamente falando, ela deveria sentir-se feliz e segura. Os que sentem esse medo raramente comentam a seu respeito com os outros, pois, uma vez que não conseguem encontrar nenhum motivo definido para seu aparecimento, esperam apenas a incompreensão da descrença e que lhes digam que "é pura imaginação". O Dr. Bach escreveu: "Os medos em razão de coisas como uma cirurgia, uma ida ao dentista, uma tormenta, um incêndio ou um acidente, constituem medos físicos e são bastante perniciosos. Estes, porém, nada representam se comparados a um temor mental desconhecido que se aproxima do indivíduo como uma nuvem, trazendo medo, pavor, ansiedade e até mesmo pânico sem o menor motivo. Esses estados normalmente são acompanhados por tremores e sudorese, pelo medo abjeto de algo desconhecido. ASPEN é o Remédio para esse tipo de medo." O medo do tipo ASPEN está muito ligado ao pavor absoluto do tipo ROCK ROSE, pois ambos normalmente resultam em pânico emocional ou físico.

O Dr. Bach mencionou os aspectos positivos do indivíduo do tipo ASPEN: "Ausência de medo, pela compreensão de que, por trás de tudo, existe a força universal do amor. Uma vez atingida esta percepção, transcendemos a dor e o sofrimento, transcendemos a preocupação, a perturbação ou o medo; transcendemos tudo exceto a alegria de viver, a alegria de morrer e a alegria da nossa imortalidade. Ela produz o desejo de acolhermos a experiência, de acolhermos a aventura, sabendo que esta nos conduz à nossa morada celestial e que podemos percorrer esse caminho, atravessando, sem temer, qualquer perigo ou dificuldade." Há um antigo provérbio chinês que diz: "O medo bateu à porta; a fé a abriu e não havia lá ninguém."

Casos Clínicos

Mulher, 26 anos, solteira. Tinha uma disposição extremamente nervosa e um medo constante de algo que não conseguia explicar. Quando esse medo se aproximava, sobrevinha-lhe uma impressão de perda dos sentidos, o que, inclusive, muitas vezes chegava a se consumar. Sofria de palpitação e sentia faltar-lhe coragem para enfrentar os problemas da vida. Prescreveu-se ASPEN como Remédio básico, para seu medo inexplicável. Acrescentou-se LARCH para elevar-lhe a confiança. Depois de tomar a medicação por um mês, não acusou nenhuma mudança notável, exceto o fato de não perder mais os sentidos. Ao fim do segundo mês, contou que tivera um único ataque de medo e que a aceleração cardíaca praticamente desaparecera. Informou que, de modo geral, se sentia muito melhor. Prosseguiu com o mesmo tratamento por mais dois meses, ao fim dos quais pôde afirmar que "nunca me senti melhor fisicamente" e que se considerava totalmente capaz de enfrentar qualquer situação. Livrou-se de tal maneira de seus medos que os amigos perguntavam-lhe qual o tratamento que fizera para apresentar uma melhora tão flagrante.

Mulher, 50 anos. Sofria desde a infância de um medo irracional de que pudesse engasgar e sufocar-se. Nos dois meses anteriores, esse medo intensificara-se de tal modo que ela manifestava dificuldade para engolir, sentindo como se tivesse uma faixa apertando-lhe a garganta. Ao procurar-nos para tratamento, estava perdendo peso e sua vitalidade decaía. Passara por um exame de raios X, mas este não conseguira revelar nenhuma origem física para o seu quadro. Prescreveu-se ASPEN como seu Remédio básico, para esse medo infundado. Foi instruída a não apenas ingeri-lo da maneira usual, mas a fazer uma loção com o medicamento, aplicando-a na garganta três vezes ao dia. Os resultados foram rápidos e positivos. Em três semanas, informou que já conseguia engolir sem incômodo algum e que a desagradável sensação da faixa apertando a garganta desaparecera por completo. Foi instruída a prosseguir com a medicação. Algumas semanas depois, escreveu: "Já esqueci completamente o fato de que alguma vez na vida tenha me preocupado com a possibilidade de engasgar."

Mulher, 60 anos. Era acometida, desde a infância, por temores irracionais que a despertavam no meio da noite, deixando-a num estado de amedrontamento acompanhado por tremores, freqüentemente por náuseas e por um intenso suor frio. Foi-lhe prescrito ASPEN como Remédio básico. Acrescentou-se STAR OF BETHLEHEM em razão de um choque sofrido na adolescência. Um mês depois, informou sentir-se muito melhor, mas que sofria por problemas de indigestão. A irmã sugerira que esses sintomas poderiam estar indicando um câncer, possibilidade que a aterrorizara. Acrescentou-se ROCK ROSE aos Remédios anteriormente prescritos, a fim de neutralizar o pânico ao câncer. Daquele ponto em diante, seu progresso foi firme; a saúde melhorou sensivelmente e os medos aos poucos foram se atenuando. O tratamento prosseguiu por mais três meses, ao fim dos quais informou-nos que todos os seus medos haviam desaparecido e que se sentia muito feliz novamente.

Homem, 60 anos. Era um pastor protestante que sofrera uma trombose coronária no ano anterior. Ao procurar nosso tratamento, declarou estar repleto de medo. Afirmou, com toda a convicção, que não se tratava de um medo relacionado com seu estado cardíaco, mas de um medo de origem desconhecida, um medo sem fundamentos ou motivos. Ficara extremamente deprimido e fatigado, perdendo o interesse pelo trabalho paroquial. Sua voz estava debilitada, chegando muitas vezes a falhar durante as cerimônias religiosas. Foi-lhe prescrito ASPEN como Remédio básico, para esse medo infundado, e OLIVE para a exaustão e a conseqüente depressão. O tratamento prosseguiu por três meses. Recuperou inicialmente as forças, bem como seu interesse pelo trabalho paroquial. Ao fim do tratamento, informou que a voz voltara ao normal, que recuperara o antigo entusiasmo pelo trabalho e, o mais importante, que não estava mais obcecado por temores indesejáveis.

Homem, 80 anos. Sofrera, nos dois anos anteriores, de um medo infundado de que sua casa se incendiasse. Tornou-se com isso extremamente nervoso e irracional, chegando freqüentemente a vestir-se no meio da noite e descer as escadas a fim de se certificar de que tudo estava em ordem. ASPEN foi, obviamente, o Remédio básico indicado para esse temor infundado. Prescreveu-se, também, CRAB APPLE, para eliminar os efeitos de sua mente temerosa que se manifestaram numa congestão no peito. Passado o primeiro mês, sua esposa escreveu contando que o paciente apresentara uma grande melhora. Já não descia as escadas durante a noite e a congestão no peito cedera sensivelmente. Prosseguiu tomando os Remédios por mais dois meses, ao fim dos quais sua esposa informou que ele se transformara "num homem totalmente diferente, tanto do ponto de vista mental como do ponto de vista físico".

Capítulo 4

BEECH

Palavras-chave: Intolerância; espírito crítico; mania de julgar

Referindo-se às pessoas do tipo BEECH, o Dr. Bach afirmou: "É óbvio que nenhum de nós se encontra na posição de julgar ou de criticar, pois mesmo o mais sábio dentre nós enxerga e conhece apenas um fragmento mínimo da Ordem Geral de todas as coisas, e não podemos julgar conhecendo tão pouco acerca do funcionamento do Grande Plano." Escreveu também: ["Devemos] ser mais tolerantes, indulgentes e compreensivos quanto às diferentes formas pelas quais cada indivíduo e cada coisa trabalha pela sua perfeição final."* A pessoa do tipo BEECH é uma pessoa intolerante, que não procura compreender ou fazer concessões às imperfeições alheias. Em vez de procurar enxergar as qualidades positivas dos outros, tende a buscar seus defeitos e a criticá-los. As pessoas do tipo BEECH geralmente carecem de humildade, bem como da habilidade para colocar-se no lugar do outro. Normalmente não conseguem reconhecer o fato de que o outro possa não ter tido as mesmas vantagens que elas e nem a ajuda das mesmas experiências pelas quais elas tiveram o privilégio de passar. Por vezes, pequenos hábitos, gestos e idiossincrasias alheias incomodam-nas além do limite; ficam tremendamente irritadas por qualquer coisa que lhes seja incômoda. Trata-se, na verdade, de uma autêntica intolerância para com tudo o que possa divergir de sua visão de mundo. Uma de suas afirmações típicas é: "Tenho uma aversão forte e profunda a tudo o que seja superficial; exijo e busco exatidão, ordem e disciplina em toda parte." Essa tendência à crítica faz delas pessoas um tanto solitárias, pois afastam-se da companhia amigável e tolerante de seus semelhantes. O indivíduo do tipo BEECH difere daqueles do tipo WATER VIOLET no sentido de que estes são verdadeiramente sábios e compreensivos e, por esse motivo, podem sentir-se superiores em relação aos que não seguem o mesmo

* *The Twelve Healers and Other Remedies*, Edward Bach [*Os Remédios Florais do Dr. Bach*, Editora Pensamento, São Paulo, 1990].

caminho que eles. É esse senso de superioridade que acarreta neles uma certa altivez com relação ao comum dos mortais. Entretanto, o indivíduo do tipo WATER VIOLET jamais procura corrigir ou criticar aqueles dos quais possa discordar ou mesmo aqueles em relação aos quais se sente superior.

O Dr. Bach mencionou os aspectos positivos do indivíduo do tipo BEECH dizendo: "[Um exemplo] de perfeita tolerância. Foi o Cristo permitindo aos soldados que colocassem a coroa de espinhos sobre a Sua cabeça, que perfurassem Suas mãos e pés com pregos, sem que Ele tivesse um único pensamento de revolta. Em vez disso, Ele pleiteou em favor deles: 'Perdoai-os, Pai, porque eles não sabem o que fazem.' "

Casos Clínicos

Homem, 54 anos. Era solteiro, vivia com a mãe e quatro irmãs. Como pessoa, era sempre irritadiço e impaciente, sem conseguir tolerar as idiossincrasias familiares; para fugir disso, procurava viver num mundo de sonhos por ele mesmo criado. Começara a sofrer de uma dor ciática sete semanas antes de procurar-nos para tratamento. Foi-lhe prescrito BEECH como Remédio básico, para sua atitude intolerante, e CLEMATIS para sua tentativa de refugiar-se num mundo fantasioso a fim de evitar o que considerava desagradável. Suas primeiras notícias foram animadoras: contou que se livrara da dor ciática na coxa, embora a perna ainda estivesse fraca e, segundo suas palavras, "esquisita". Os mesmos Remédios foram repetidos e, passados dois meses, escreveu: "O problema na perna desapareceu por completo. Resolvi procurar um outro emprego, numa cidade diferente, e morar sozinho. Dessa forma, terei mais oportunidade para pensar em minha família de uma perspectiva mais compreensiva."

Homem, 40 anos. Era um artista comercial por profissão. Sofrera por mais de um ano de uma erupção no rosto, nos braços e nas mãos. Era extremamente crítico com respeito a seus médicos, tendo-se irritado bastante com eles por não terem conseguido solucionar seu problema. Era crítico, também, com relação a tudo, de um modo geral, ou, segundo ele, "com as coisas e as pessoas imbecis". Estava se resignando à erupção, embora esta o fizesse sentir-se sujo. Prescreveu-se BEECH, seu Remédio básico, para sua atitude crítica. Acrescentou-se CRAB APPLE como um agente depurador da pele. Dezesseis dias depois, a erupção havia desaparecido completamente, mas o paciente temia que ela pudesse tornar a aparecer. Acrescentou-se GENTIAN aos dois outros Remédios, para tratar de sua perspectiva negativa quanto a ficar livre de seu problema. Não se ouviu mais nada a seu respeito até dois anos mais tarde. Nessa ocasião, escreveu contando que o problema de pele nunca mais se manifestara, porém agora ele sofria de uma rigidez nos dois ombros. Prescreveu-se BEECH, o Remédio básico, e CRAB APPLE, novamente, pois foi notada a permanência de uma atitude ainda rígida em relação à doença. Tornou a escrever no mês seguinte para contar que estava completamente livre da dor e da rigidez.

Mulher, 46 anos. Escreveu-nos dizendo: "No fundo, sou uma reformadora. Gosto de mudar as pessoas, mas não tenho suficiente humildade para ser um bom exemplo. Sou intolerante demais. Sofro muito devido a toxinas e inflamações causadas por uma obstrução estomacal incurável." Foi-lhe prescrito BEECH, seu Remédio básico, para a intolerância; VERVAIN, para seu desejo de modificar tudo à sua volta, e CRAB APPLE, porque terminara sua carta dizendo: "Não gosto muito de mim." Tomou os Remédios por três meses. Durante esse período, houve apenas uma ligeira melhora e, em seguida, ela subitamente ficou bem melhor. Na última carta enviada a nós, dizia sentir que se transformara numa mulher diferente e que agora estava muito bem.

Homem, 70 anos. Era um indivíduo dos mais intolerantes e críticos com respeito a qualquer pessoa que não pensasse da mesma forma que ele. Passava literalmente seu tempo dizendo: "Por que 'Fulano e Beltrano' pensam assim?" ou "Não consigo perceber nada de bom naquele sujeito." Era irritadiço e mal-humorado, sem sentir absolutamente prazer algum na vida. Foi-lhe receitado apenas BEECH, seu óbvio Remédio básico. Algumas semanas depois, já conseguia escrever: "Posso perceber o erro em mim." Prosseguiu tomando o Remédio e, aos poucos, viu-se pleno de vitalidade, exibindo um senso de humor realmente extraordinário.

Mulher, 69 anos. Era uma pessoa absolutamente eficiente, porém crítica ao extremo com relação aos outros. Não conseguia entender por que estes pareciam incapazes de prestar atenção a detalhes da mesma forma como ela. Entretanto, ela não comentava esses defeitos diretamente com as pessoas, mas sentia-se superior. Em conseqüência dessa atitude de superioridade, sofria de congestão no peito e bronquite. Para sua intolerância, foi-lhe prescrito BEECH como Remédio básico; acrescentou-se CRAB APPLE como depurador, para remover a congestão do peito e de suas idéias. Tomou esses Remédios durante um bom tempo, até que percebeu que sua visão das coisas modificara-se, de fato, sensivelmente. Contou possuir uma compreensão muito melhor dos problemas e das dificuldades alheias. A congestão e a bronquite desapareceram e, quatro anos mais tarde, ela escreveu contando que esses sintomas nunca mais retornaram.

Homem, 52 anos de idade. Estava aposentado e sofria muito em virtude de um eczema no escroto, cuja pele tornara-se escura e com uma textura semelhante a de um couro. Quando nos procurou para tratamento, estava sofrendo com esse problema por mais de dois meses. Era uma pessoa intolerante e altamente crítica, especialmente quanto à maneira de viver dos outros. Prescreveu-se BEECH, o Remédio básico, para sua atitude intolerante para com seus semelhantes, e CRAB APPLE para limpar seu organismo. No espaço de um mês, o eczema desapareceu e a pele da região afetada readquiriu sua textura normal. Continuou tomando os Remédios por mais um mês. Informou-nos, depois disso, que, segundo sua família, estava muito mais tolerante e de fácil convivência.

Mulher, 55 anos. Sofria de problemas de fígado e rim, os quais, segundo ela, tiveram grande melhora através de uma terapia herbária. Houve, todavia, uma recaída, e ela nos procurou para tratamento. Declarou ser, no fundo, uma reformadora e que gostava de modificar os *outros* quando sentia que estavam no caminho errado. Queria que todos pensassem da mesma forma que ela e, quando isso não acontecia, tornava-se bastante intolerante com a falta de compreensão alheia. O Remédio básico prescrito foi BEECH, acrescido de CRAB APPLE para limpar-lhe as idéias, além de WHITE CHESTNUT, por ela haver contado ser incapaz de eliminar seus pensamentos de preocupação da mente. Acusou alguma melhora depois do primeiro mês; porém, segundo ela, ainda lhe faltava a tolerância. Foram-lhe prescritos os mesmos Remédios e, passados mais dois meses, informou-nos que estava muito melhor de saúde e que, finalmente, havia percebido que deveria deixar cada um seguir o próprio caminho. Compreendeu que não lhe cabia interferir na vida dos outros ou criticá-los.

Capítulo 5

CENTAURY

Palavras-chave: Falta de iniciativa; pessoa facilmente influenciável; subserviência

As pessoas do tipo CENTAURY são quietas, às vezes tímidas, dóceis, carecem de individualidade e estão sempre dispostas a fazer o que quer que seja pelos outros. São submissas, facilmente domináveis, tornando-se, com freqüência, presas de indivíduos inescrupulosos que tiram partido de sua boa índole. São os "capachos" que normalmente acabam sendo objeto de uso e abuso por parte dos outros, por não terem força de vontade para recusar esse papel; reforçam, dessa forma, o poder do dominador. Cansam-se com facilidade e normalmente parecem esgotados em sua vitalidade. Quanto à aparência, costumam ser lânguidos e pálidos, embora, na realidade, sejam mentalmente alertas, ativos e bastante despertos. Nesse sentido, diferem da pessoa do tipo CLEMATIS, pois esta pode ser manipulada e influenciada em razão de seu pensamento estar longe e por demonstrar pouco interesse pelas circunstâncias do presente. Ao contrário do tipo HORNBEAM, o cansaço das pessoas do tipo CENTAURY deve-se ao desperdício de sua vitalidade pela dedicação excessiva em prestar favores e atender a exigências alheias, e não por alguma falta de inclinação para fazer as coisas. O indivíduo do tipo CENTAURY não discute nem defende seus interesses; ele normalmente é prestativo no atendimento às solicitações alheias. Suas ações e pensamentos normalmente são moldados pelas palavras e idéias dos outros, bem como pelas convenções. Por não seguirem as próprias idéias e ambições na vida, perdem muito do prazer que a iniciativa própria e a experiência poderiam proporcionar-lhes. Normalmente passam a vida presos, desnecessariamente, à família ou aos pais, negligenciando, com isso, a missão que têm na vida. Freqüentemente, ingressam no negócio dos pais em vez de seguir a própria vocação, podendo, ainda, anular-se completamente em favor de um pai ou mãe doente. Em ambos os casos, arruínam sua vida com a atitude servil que os acorrenta a uma impassível lealdade, chegando mesmo a privar-se de um casamento para não abandonar aquele que o escravizou. São, na realidade, servos e não pessoas que gostam de ajudar. O CENTAURY fortalece a mente e o corpo. É de grande utilidade quando se trata de debilidade física em conseqüência de enfermidade prolongada, quando o paciente se sente excessivamente cansado para fazer qualquer esforço em benefício próprio ou quando há uma absoluta falta de vitalidade.

As características positivas da pessoa do tipo CENTAURY são encontradas naqueles que servem com sabedoria, serenidade e discrição. São as pessoas que sabem quando dar e quando negar. São aqueles que conseguem misturar-se com seus semelhantes sem perder a própria individualidade e que têm a força necessária para sustentar as próprias opiniões e seguir as diretrizes superiores de seu eu profundo. Eles conseguem cumprir sua missão na vida sem se deixar influenciar pelas opiniões alheias.

Casos Clínicos

Eis uma carta de uma típica pessoa do tipo CENTAURY: "Minha mãe tem uma força de vontade terrível. Às vezes chego quase a ter medo de dar-lhe algum conselho ou sugestão. Não me atrevo a dizer o quanto anseio ir sozinho para algum lugar, ainda que por poucas horas, mesmo porque prefiro não ir a parte alguma a ter de enfrentar o inevitável mal-estar. Sinto-me, também, muito cansada e, apesar de querer continuar com minha pintura, não encontro tempo nem forças para isso. Gostaria de dormir; sinto-me muito cansada. Quero poder planejar as minhas coisas. Quero seguir o meu próprio rumo, descansar, pensar e, uma vez descansada, fazer coisas. Um amigo e sua mulher vieram me visitar outro dia e insistiram em me levar para sair. Minha mãe ficou furiosa e disse que eles não tinham o direito de fazer isso; que eles tinham de levá-la também. Muito diferente da atitude de meu marido, que se limitou a dizer: 'Que gentileza a deles. Espero que você se divirta.' " Prescreveu-se CENTAURY como seu Remédio básico, pela sua incapacidade de se auto-afirmar, tratamento que ela manteve por três meses. Aos poucos, começou a viver sua própria vida. Insistiu em ter algum tempo para si diariamente, para dedicar-se à pintura e sair com os amigos. Por fim, passou a insistir, de maneira gentil porém firme, em seguir seu próprio caminho e, para sua grande surpresa, descobriu que o fato de não ceder diante dos caprichos da mãe estava ajudando, e muito, a própria mãe! Esta começou a ter mais consideração pelos outros, provavelmente pela primeira vez na vida.

Mulher, 41 anos. Era mãe de dois filhos. Sofria muito de insônia, sendo que praticamente não dormira nas doze últimas semanas que antecederam a entrevista. Passara por diversos tipos de tratamento, incluindo choques elétricos, sem que nenhum desse grandes resultados. Ao procurar-nos, tinha pressão baixa e anemia, sentia-se exausta, mas, o pior de tudo, perdera o interesse pela sua aparência e pela vida em geral. Tivera uma infância difícil. O pai dominava a família inteira, considerando os filhos simples escravos. Ela se sentia "um nada", sempre se esforçando arduamente para conseguir aceitação. Era extremamente sensível às opiniões alheias, sentindo certa compulsão para "agir sempre corretamente". Foi-lhe prescrito CENTAURY, o Remédio básico, para libertar-se do domínio do pai e de sua atitude servil perante as convenções. Acrescentou-se HONEYSUCKLE para ajudá-la a romper com as amarras do passado e OLIVE para fortalecer-lhe a mente e o corpo exaustos. Passado o primeiro mês, sua visão já estava mais clara. Escreveu contando que retomara a prática do golfe, mas que não houvera melhora alguma quanto ao sono. Acrescentou-se ROCK WATER aos Remédios, para ajudá-la a relaxar e a ser menos rígida consigo mesma, permitindo-se usufruir dos prazeres da vida. No mês seguinte, informou-nos que estava dormindo melhor. Dois meses depois, seu marido escreveu contando que ela agora praticava o golfe duas vezes por semana, que readquirira seu interesse por roupas e que voltara a aproveitar a vida.

Menino, 11 anos. Era constantemente acometido por gripes e resfriados. Isso o levava a perder muitos dias de aula, prejudicando, conseqüentemente, sua educação. O médico da família sugerira uma tonsilectomia. Era um menino um tanto apagado, sendo facilmente dominado por qualquer pessoa mais determinada do que ele. CENTAURY, seu Remédio básico, foi prescrito junto com HORNBEAM para fortalecê-lo; os constantes resfriados haviam minado suas forças, sua vitalidade e até mesmo sua disposição para fazer qualquer esforço em benefício próprio. Tomou os Remédios durante dois meses e atravessou o inverno inteiro sem um único resfriado; sua saúde melhorou de tal forma que a idéia da tonsilectomia foi abandonada. Desenvolveu-se nele, também, uma firme determinação e uma forte vontade própria.

Mulher, 62 anos. Vivia com a mãe idosa, de 91 anos. A mãe tinha uma forte personalidade, sugando, como um vampiro, toda a energia da filha, até que esta se sentisse absolutamente exausta de corpo e espírito. Foi-lhe prescrito CENTAURY, o Remédio básico, para ajudá-la a se libertar do domínio da mãe. Acrescentou-se HORNBEAM para dar-lhe forças para enfrentar as tarefas diárias. Quando nos procurou, estava também sofrendo de dores de cabeça e de sinusite. Passado o primeiro mês, informou-nos que se sentia muito melhor. As dores de cabeça eram bem menos freqüentes, ela se sentia menos exausta e com muito mais energia. Os mesmos Remédios foram repetidos, com o acréscimo de HOLLY, pois ela escrevera contando que possuía pensamentos e emoções bastante indesejáveis com relação à mãe. A paciente foi também aconselhada a intensificar sua vida social e a sair mais com os amigos; em outras palavras, a buscar levar uma vida própria. A última carta enviada a nós, depois de outro período de dois meses, indicava que estava passando bem. As dores de cabeça e a sinusite eram coisas do passado. Já podia controlar os pensamentos desagradáveis com relação à mãe, conseguindo, finalmente, enfrentá-la. Estava levando, também, uma vida própria, sendo uma pessoa inteiramente feliz.

Mulher, 50 anos. Era cozinheira profissional. Escreveu-nos dizendo o seguinte: "Minha mãe e minha irmã estão num hospital psiquiátrico. Meu pai era extremamente dominador, obrigando-nos a agir o tempo todo segundo a sua vontade. Sinto um cansaço tão grande que não consigo dormir; não consigo, também, defender a mim mesma." Foi-lhe prescrito CENTAURY, o Remédio básico. Depois de tomar dois frascos, tornou a escrever, contando: "É incrível! Estou muito melhor e consigo até mesmo decidir as coisas sozinha sem me guiar pelos outros."

Mulher, 67 anos. Era casada. Tinha uma constituição muito frágil, estava anêmica e trabalhava em excesso para os outros em casa. Tornara-se ansiosa, deprimida, infeliz e ciumenta, pois sentia-se negligenciada. Embora fizesse tudo o que estivesse ao seu alcance para ajudar a família, era dominada por esta, sem conseguir defender os próprios direitos. Prescreveu-se CENTAURY, o Remédio básico, para ajudá-la a vencer a dominação familiar, e HOLLY, em virtude dos exasperantes sentimentos originados de suas emoções. Houve uma melhora física imediata; curou-se de uma contusão no joelho e de uma fibrose nas costas que nunca mais voltariam; porém, a depressão persistia. Repetiu-se os mesmos Remédios durante quatro meses, período no qual ela gradativamente foi melhorando do ponto de vista físico e emocional. Por fim, as depressões desapareceram e jamais tornaram a se manifestar. A paciente considerou-se totalmente capaz de fazer frente à família e a reivindicar os próprios direitos. Os testes de laboratório indicaram que não estava mais anêmica.

Capítulo 6

CERATO

Palavras-chave: Falta de autoconfiança; dúvidas quanto à própria capacidade; insensatez

Existem indivíduos possuidores de grande conhecimento, intuitivos, com opiniões próprias definidas e que, no entanto, duvidam da própria capacidade. São capazes de cometer tolices por seguirem conselhos alheios em detrimento do seu julgamento próprio e acertado. Trata-se dos indivíduos do tipo CERATO, que quando descobrem que o conselho que seguiram não era o melhor, são propensos a dizer: "Eu sabia muito bem. Sabia que deveria ter feito assim e assim." Nenhum grande consolo, de fato. Certo paciente que seguia os conselhos dos outros escreveu-nos dizendo: "Descobri que, depois de ter sido aconselhado por alguns amigos a tomar mel, todos os meus sintomas antigos voltaram. Eu devia ter adivinhado, porque nunca me dei bem com mel, razão pela qual não tomava mel havia muitos anos." Por vezes, embora seja raro, os indivíduos do tipo CERATO solicitam o conselho dos outros e depois seguem seu próprio rumo, usando seu julgamento pessoal. Quando doentes, têm a certeza de que determinado remédio irá curá-los, até o momento em que alguém menciona um outro remédio; são inclinados a experimentar um medicamento depois do outro, obedecendo sempre a última recomendação. São pessoas eloqüentes, fazem perguntas o tempo todo e, dessa forma, tendem a minar a vitalidade dos outros com sua persistência. O tipo CERATO difere da pessoa do tipo SCLERANTHUS no sentido de que a segunda não consegue se decidir entre duas alternativas, adotando, porém, uma decisão própria sem pedir o conselho dos outros, a não ser, é claro, em questões que exijam uma opinião especializada. A pessoa do tipo CERATO difere também da do tipo CENTAURY, que é fraca e, portanto, facilmente persuadível, enquanto o tipo CERATO possui uma mente própria e, ao contrário das pessoas do tipo LARCH, tem suficiente autoconfiança para sustentar uma decisão, uma vez que tenha chegado a ela. As pessoas do tipo CERATO têm grande admiração por quem conhece a própria mente e que pode atingir prontamente uma decisão racional. Eles tendem, inclusive, a imitá-los tão de perto que, por vezes, torna-se até possível sabermos com quem estiveram em contato ou o filme que acabaram de assistir.

O aspecto positivo do tipo CERATO é uma segurança tranqüila. Trata-se de pessoas bastante intuitivas. Confiam em sua capacidade de julgamento entre o certo e o errado e confiam em si mesmas no sentido de agirem sem se influenciar por nenhuma opinião em contrário.

Casos Clínicos

Mulher, 68 anos, solteira. Escreveu: "Sempre sei o que quero fazer, mas acho que devo ter uma confirmação através da opinião de muitas pessoas e, quando todas elas não concordam comigo, geralmente sigo o voto majoritário, o que normalmente não acaba da forma como eu desejava. Sei que é uma tolice de minha parte, e as pessoas dizem que eu as canso com tantas perguntas. Eu também me canso e sofro de sinusite, às vezes com grande intensidade. Chego a ficar realmente desesperada de dor." Indicou-se CERATO como Remédio básico, em razão de a paciente não conseguir confiar no próprio julgamento. Acrescentou-se CHERRY PLUM em razão de seu desespero face à dor provocada pela sinusite. Três meses depois, a sinusite havia desaparecido, de forma que a prescrição seguinte já não incluía o Remédio CHERRY PLUM. Depois de tomar o medicamento por um período de seis meses, escreveu dizendo: "Descobri que não posso ficar pedindo mais o conselho dos outros, o que é um grande alívio. Sinto-me feliz, também, em contar que não sofro mais de sinusite."

Mulher, 55 anos, solteira. Era uma pessoa constantemente acometida por algum incômodo. Ora um resfriado, ora uma indigestão, uma dor de cabeça ou uma dor reumática; o importante é que ela raramente estava totalmente bem. Embora fosse bastante capaz de tomar decisões, não conseguia confiar nelas. No âmbito da saúde, isso a levava a pular de um tratamento para outro, sendo que nenhum se mostrava de grande ajuda. Era uma mulher talentosa, capaz de desempenhar bem o seu trabalho e consciente disso. Pessoa de muitos interesses, ela continuamente se equivocava pois, em vez de apoiar-se em seu bom julgamento próprio, constantemente buscava o conselho dos outros. Ao procurar-nos para tratamento, estava muito desencorajada e deprimida. Prescreveu-se CERATO, o Remédio básico, junto com GENTIAN, para a falta de coragem. Foi tratada por um longo período. Os sintomas físicos responderam prontamente aos Remédios, custando-lhe, porém, dois anos inteiros para sentir-se finalmente apta a dirigir a própria vida e apoiar-se em sua boa capacidade de julgamento.

Mulher, 45 anos. Era enfermeira profissional, com muitos anos de experiência. O hospital em que trabalhava estava prestes a fechar e ela seria transferida para o Country Hospital. Tinha, contudo, um antigo desejo de tornar-se enfermeira distrital, visitando pacientes em domicílio, incluindo as cidades próximas ao seu distrito. Já fizera seu teste de motorista e fora aprovada. Subitamente, então, contou ela, perdeu a confiança no próprio julgamento. Embora desejasse intensamente ser enfermeira distrital, sentiu, por algum motivo, que deveria transferir-se para o grande hospital. Tendo de tomar uma decisão, começou a pedir o conselho dos amigos. Para sua sorte, esses amigos (que, sem dúvida, se mostraram inteligentes e sinceros) negaram-se a opinar, sendo unânimes em sugerir que ela se decidisse por si mesma e que fizesse aquilo que realmente desejava. Foi-lhe prescrito CERATO, como Remédio básico, que ela tomou por duas semanas. Ao fim desse período, decidiu tornar-se mesmo uma enfermeira distrital. Escreveu-nos dizendo: "Se meus amigos tivessem me aconselhado a optar pelo hospital, sei que teria sido uma decepção. Minha vontade é visitar pacientes e trabalhar por conta própria."

Homem, 22 anos. Era filho de um médico bem-sucedido. Quando nos procurou, estava se aproximando de seus exames finais em medicina. Estava muito infeliz porque sentia não ter nascido para ser médico. Seu desejo sempre fora ser engenheiro eletrônico; porém, em consideração ao conselho do pai, acabou estudando medicina. Com isso, voltou-se, para sua própria infelicidade, contra sua convicção interior. Foi-lhe prescrito CERATO como Remédio básico, a fim de dotá-lo de confiança nas próprias decisões, e IMPATIENS, porque se tornara nervoso e irritadiço. Os Remédios ajudaram-no a perceber o fato de não estar seguindo sua vocação; entretanto, ele sentia que lhe faltava coragem para efetuar a mudança necessária. Acrescentou-se MIMULUS para o medo às mudanças e LARCH para seus sentimentos de inferioridade. Tomou a medicação por mais dois meses. Quando tornou a escrever-nos, foi para contar que decidira abandonar o estudo da medicina. Fora para Londres "assumir o trabalho que sempre quis fazer". Estava aparentemente muito feliz e fez diversos novos amigos. Contou que se sentia muito bem e que, finalmente, estava conseguindo êxito em sua vida.

Mulher, 72 anos, viúva. Jamais conseguira confiar nas próprias opiniões, indagando continuamente aos amigos o que estes fariam em seu lugar e o que deveria fazer quanto à sua delicada saúde. Como resultado, passava de médico em médico, de tratamento em tratamento, sempre obedecendo a um conselho recebido e geralmente sem o menor benefício para sua saúde. Estava muito nervosa devido a um grande tumor que apareceu na região abdominal, o qual ela temia ser maligno, embora não estivesse disposta a removê-lo cirurgicamente. Prescreveu-se CERATO, seu Remédio básico, em razão de sua incapacidade para confiar nas próprias conclusões. Acrescentou-se ROCK ROSE para o pânico causado pela idéia de uma malignidade, além de HORNBEAM para fortalecê-la. Tomou esses Remédios durante três meses. Ao longo desse período, o tumor foi diminuindo progressivamente até desaparecer por completo. A paciente ficou muito mais forte; a saúde não era mais um problema e, segundo ela, resolveu agir com determinação e tomar as próprias decisões.

Mulher, 33 anos. Escreveu-nos dizendo: "Sei muito bem o que quero fazer de verdade, mas não tenho bastante confiança em mim mesma. Segui os conselhos de meus pais e dos amigos na maior parte de minha vida e nunca me senti feliz nem satisfeita com minha vida ou com meu trabalho. Senti agora vontade de fazer tudo aquilo de que tenho vontade. Será que os Remédios poderiam me ajudar a ser firme e a obedecer a esse impulso?" Prescreveu-se apenas CERATO, o Remédio básico. A paciente tomou a medicação por seis semanas, ao fim das quais tornou a escrever, contando: "Consegui! Agora sinto que posso confiar em mim mesma!"

Mulher, 39 anos. Sua carta dizia o seguinte: "Casei-me com um homem bom e gentil, mas a quem nunca amei. Agora, sinto que devo deixá-lo, tanto para o seu próprio bem como para o meu. Encontrei o meu par verdadeiro. Estou decidida, mas cheia de dúvidas e medos quanto à minha decisão e peço conselhos a todo mundo. Os conselhos geralmente são contrários à minha decisão, mas, mesmo assim, continuo pedindo-os." Prescreveu-se CERATO, o Remédio básico. A paciente tomou a medicação por três meses, ao fim dos quais explicou a situação ao marido, que era um homem muito compreensivo. Ele concedeu-lhe o divórcio, desejando felicidades para ela em sua nova vida.

Nos casos acima citados, o Remédio CERATO permitiu que todas as pessoas mencionadas chegassem a uma conclusão *por si próprias*. Cada qual criou confiança nas próprias decisões e cada qual se orientou de acordo com o próprio julgamento, independentemente do que outras pessoas dissessem ou pensassem. P.M.C.

Capítulo 7

CHERRY PLUM

Palavras-chave: Desespero; medo de perder o controle da mente; pavor de fazer algo de terrível

Esse Remédio destina-se ao desespero e à depressão profunda quando estes beiram um colapso nervoso. É indicado àqueles que, em seu desespero, pensam no suicídio como fuga. Eis uma típica afirmação desse tipo de paciente: "Perdi recentemente meu marido e, desde então, sofro de uma depressão terrível e de medo do futuro. O pior de tudo é que tenho uma vontade enorme de dar um fim a tudo isso com uma overdose." Outro paciente escreveu dizendo: "Sinto que posso perder a cabeça, a ponto de cometer suicídio." Essa é a atitude desesperada e depressiva de pessoas que passam por um tormento mental ou um sofrimento físico longo e prolongado. Tamanha é sua agonia que elas temem que a mente não consiga resistir à pressão. Temem perder o controle de seus pensamentos e ações, sendo impelidas a fazer algo de terrível ou a cometer algum ato no qual, em tempos mais felizes, não pensariam nem por um instante. Certa paciente escreveu: ". . . tenho, às vezes, vontade de causar algum dano a meu marido ou a meu filho." Há também aqueles que se apavoram diante da simples idéia de insanidade e temem perder a razão, como no caso de um paciente que escreveu: ". . . um estado terrível de depressão e a cabeça perturbada. . . Não sei como continuar e não consigo enxergar uma saída. Seria horrível ser trancado num sanatório." Novamente, ainda: "Sinto que estou 'pirando', que vou 'entrar em parafuso'." O caso mais triste e penoso foi o do paciente que escreveu contando possuir "impulsos violentos, quase assassinos, que subitamente tomam conta da minha mente. O resultado é que acabo fazendo coisas do tipo andar para cima e para baixo, correr ou lutar boxe com um adversário fantasma para acertar as contas. Não é assim que eu me sinto normalmente".

O aspecto positivo é observado na coragem e tolerância tranqüilas e serenas do prisioneiro de guerra, por exemplo, submetido a torturas físicas e mentais mas que, ainda assim, é capaz de manter a lucidez.

Mulher idosa. Estava se recuperando de uma longa enfermidade e convidara uma amiga para lhe fazer companhia. Entretanto, descobriu que não conseguia conviver com essa amiga. Tornou-se, então, extremamente hostil com relação a ela. Avançava sobre ela e gritava de maneira histérica. Nada disso fazia parte de seu comportamento habitual. A amiga foi embora, mas essa atitude persistiu, agora em relação a todas as pessoas com as quais tinha contato, chegando mesmo a agravar-se. Receitou-se CHERRY PLUM, o Remédio básico, para seu descontrole mental. O resultado foi surpreendentemente rápido, pois ela teve apenas mais um desses ataques. Foi aconselhada a continuar tomando o Remédio por mais dois meses, a fim de consolidar sua melhora.

Criança, três anos e meio. Era o irmão gêmeo de uma criança bem mais forte, sendo que nem se esperava, inclusive, que conseguisse sobreviver ao nascer; entretanto foi-se fortalecendo e sobreviveu. Abria freqüentes berreiros, atirava-se no chão, batia a cabeça e jogava as coisas longe. Resfriava-se constantemente, tinha pouco apetite e muitas vezes vomitava depois de comer. Receitou-se CHERRY PLUM, o Remédio básico, para ajudá-lo a conseguir algum controle sobre seus sentimentos, e SCLERANTHUS para acalmar sua instabilidade emocional. Quatro meses depois, sua mãe informou-nos que ele se tornara uma criança normal. Seu estado geral de saúde melhorou, o apetite aumentou, terminaram os vômitos e os berreiros.

Homem, meia-idade. Sofria muito de sinusite, tendo freqüentemente dores intensas. Era uma pessoa de movimentos rápidos, impaciente e vigorosa, características que se agravaram pela dor sofrida durante os ataques. Sentia que poderia enlouquecer caso não encontrasse, e rápido, algum alívio. Foi-lhe prescrito CHERRY PLUM como Remédio básico, para seu estado mental de desespero, juntamente com IMPATIENS, para sua extrema tensão mental. A medicação foi também prescrita sob a forma de uma fomentação quente na pele. Para sua grande surpresa, logo na primeira noite teve um sono tranqüilo e, ao despertar, percebeu que a dor praticamente havia desaparecido. Prosseguiu utilizando as gotas e as fomentações por mais alguns dias e o quadro foi totalmente sanado. O paciente informou que, passados muitos dias, não houve nenhuma reincidência dos ataques, mas que ele continua tomando os Remédios. Escreveu: "Tomo os Remédios ininterruptamente, pois minha paciência aumentou e pretendo continuar assim."

Homem, 30 anos. Ao fim da II Guerra Mundial, tinha adquirido uma neurose de guerra, sendo altamente vulnerável e tenso. Servira durante todo o conflito na Força Aérea como piloto, o que representou para ele demasiado esforço. Já havia passado por tratamentos usando drogas e choques, mas nada disso ajudara muito. Quando nos procurou para tratamento, declarou estar apavorado de que pudesse dar um fim à própria vida e que tinha um impulso quase incontrolável de apanhar uma faca ou qualquer instrumento cortante e "acabar com tudo". Dormia pouco e, quando conseguia dormir, tinha pesadelos horríveis. Perdera o apetite, estava ansioso, magro e pálido. Prescreveu-se CHERRY PLUM, o Remédio básico, para o impulso suicida. Tomou esse medicamento por um período de mais de dois meses. Gradativamente, ao longo desse tempo, foi ficando menos ansioso e os pesadelos já não eram tão freqüentes; seu apetite começou a voltar. Acrescentou-se ROCK ROSE a seu Remédio básico, com vistas ao efeito de seu trauma, combinação que ele tomou por mais dois meses. Continuou melhorando cada vez mais; embora lento, seu progresso era firme e ele continuou com o tratamento por um período total de nove meses. Os Remédios foram sendo alterados de tempos em tempos, à medida que seus estados de ânimo indicavam a necessidade de outras combinações; porém com o Remédio básico, CHERRY PLUM, sempre incluído. Ao fim do tratamento era um homem diferente, tendo reconquistado sua calma e sua confiança. Conseguiu retomar o trabalho; comia e dormia bem, ganhou peso e uma aparência boa e saudável. Casou-se, conseguiu um cargo de grande responsabilidade e tornou-se um homem de negócios bem-sucedido. Isso se deu há quase vinte e três anos, não tendo havido, porém, o mais leve sinal de recaída.

Mulher, 42 anos. Na infância e na juventude, fora uma pessoa sempre brilhante e alegre. Era separada do marido, um homem de caráter cruel. Quando nos procurou para tratamento, disse sentir que a vida nada mais tinha a lhe oferecer e que mal valia a pena continuar lutando para viver. Encontrava-se em estado de grande nervosismo e tensão. Não conseguia concentrar-se direito. Sua mente parecia rodopiar e, por vezes, seu corpo era sacudido por tremores involuntários. Disse que só se sentia segura na cama; ali permanecia ela, pensando em suicídio e em não sair de casa, se pudesse evitá-lo. Prescreveu-se CHERRY PLUM como Remédio básico, em virtude de sua perda de controle emocional e de suas idéias suicidas, acrescido de CLEMATIS, por sua incapacidade de concentração e pelo fato de viver num mundo de sonhos. Dois meses depois, ela já estava forte o bastante para sair de casa com os amigos. A melhora, entretanto, não durou muito e ela se sentiu novamente abatida, carente de energia e constrangida. Acrescentou-se MIMULUS à receita básica como um antídoto para o medo e o nervosismo, e HORNBEAM para lhe dar força à mente e ao corpo. Ela informou, depois, que o medicamento estava lhe fazendo muito bem e, depois de tomá-lo por dois meses, conseguiu escrever que se sentia bem novamente. Conseguira um bom emprego e reconquistou uma perspectiva feliz e otimista da vida.

Mulher, jovem, casada. Sofrera um colapso nervoso. Pouco antes de seu casamento, uma cadeira na qual ia se sentar foi puxada, por brincadeira, ocasionando-lhe uma queda violenta no chão. A partir desse acidente, surgiu nela um desejo de ferir as pessoas, de gritar e de atirar coisas por todo lado. Tinha um medo obsessivo de determinada pessoa e um pavor de sair de casa sozinha, principalmente para fazer compras. Quando nos procurou, estava muito tensa e deprimida. Prescreveu-se CHERRY PLUM, o Remédio básico, para sua vontade de ferir os outros e para seu medo de cometer algum ato terrível; ROCK ROSE para o pavor de sair sozinha, e WHITE CHESTNUT para acalmar-lhe a mente e ajudá-la a controlar seus pensamentos. Em um mês, informou estar se sentindo muito mais de acordo com seu antigo eu e que descobriu já ser capaz de ir sozinha à igreja. No espaço de três meses, já conseguia concentrar-se no trabalho de tricô, chegando mesmo a apreciá-lo; conseguia sorrir e dar risadas, pois seus medos estavam cedendo. Houve, então, uma recaída e todos os seus medos voltaram novamente. Acrescentou-se GORSE, para o desalento e o desencorajamento, ao Remédio básico, CHERRY PLUM. O progresso para uma condição melhor de saúde foi retomado e ela conseguiu passar um Natal muito feliz com a família. Continuou tomando a medicação por um período total de sete meses, ao fim dos quais estava completamente recuperada. Dois anos mais tarde, escreveu-nos contando que estava feliz e saudável e que, para sua grande alegria, era mãe de um lindo bebezinho.

Capítulo 8

CHESTNUT BUD

Palavras-chave: Dificuldade para aprender através da experiência; falta de observação às lições da vida; conseqüente necessidade de repetição

Esse Remédio é destinado às pessoas que tendem a repetir indefinidamente os mesmos erros. É como se não aprendessem a lição inerente à experiência. O motivo pode ser a indiferença ou uma total falta de observação. Seja qual for o motivo, elas tendem a cair nos mesmos erros e a experimentar repetidamente as mesmas dificuldades. Podem adquirir, por fim, conhecimento suficiente para se saírem bem nessas circunstâncias; somente então estarão livres delas. O indivíduo do tipo CHESTNUT BUD procura esquecer o passado, aspecto que o diferencia totalmente da pessoa do tipo HONEYSUCKLE, que procura, com toda a força, recordá-lo. Esse esquecimento pode ser positivo, mas, antes que as lições dos erros passados sejam compreendidas, a pessoa do tipo CHESTNUT BUD se vê desprovida de qualquer elemento que possa orientar seu futuro e ajudá-la no presente.

O aspecto positivo desse Remédio reflete-se naquelas pessoas que observam detalhadamente todos os acontecimentos, especialmente os erros que se manifestam; tendem a manter sua atenção no presente, adquirindo conhecimento e sabedoria a cada experiência. São pessoas que observam e aprendem com os outros. Sobre o Remédio CHESTNUT BUD, o Dr. Bach escreveu: "Esse Remédio destina-se a ajudar-nos a aproveitar ao máximo nossas experiências diárias, a enxergar a nós mesmos e aos nossos erros da mesma forma que os outros o fazem."

Casos Clínicos

Mulher, 20 anos, solteira. Era uma estudante de faculdade. Sofria, a cada dois ou três meses, de um resfriado bastante sério, e que durava uma semana ou mais em cada ocasião. Conversando com ela, descobriu-se que "acolhia" o resfriado, considerando-o um alívio à pressão da vida na faculdade. Estava repleta de autopiedade, sendo completamente incapaz de compreender por que esses resfriados se apresentavam com a regularidade de um relógio. A primeira prescrição foi CLEMATIS, pois seu verdadeiro interesse não residia nos estudos, mas sim em devanear, e CHICORY, em razão de sua autopiedade. Os resfriados eram simplesmente uma fuga a essas condições. A eficácia dos Remédios foi comprovada pelo fato de o resfriado seguinte ter tido uma duração de apenas três dias. Prescreveu-se, então, unicamente CHESTNUT BUD, o Remédio básico, depois de ter sido preparado o terreno para que este atuasse; a paciente caminhava muito lentamente no sentido de perceber que seu interesse não estava nos estudos. Ela, na verdade, estava perdendo seu tempo na universidade, e era preciso que buscasse uma ocupação mais adequada em outra parte. Os resultados da segunda prescrição foram excelentes. Ela escreveu contando: "Estou deixando a faculdade, pois percebi que devo assumir o trabalho que sempre quis fazer: prendas domésticas. Acabo de me casar com o homem perfeito. Sinto-me maravilhosamente bem e não tenho mais resfriados."

Mulher, solteira. Sofria de enxaqueca e tinha crises hepáticas desde a infância. Era enfermeira profissional e estava realizando um trabalho especial. Gostava de fugir de todos e ficar consigo mesma sempre que possível; uma vez sozinha, ficava muito sonolenta e começava a devanear. Preocupava-se por muitas coisas, entre elas o trabalho e a saúde de sua melhor amiga. Embora reconhecesse todas as suas faltas, não conseguia associá-las à enxaqueca. Foi-lhe prescrito CLEMATIS como antídoto para seus devaneios, AGRIMONY para sua natureza costumeiramente preocupada, que ela procurava ao máximo ocultar, e PINE, por ela se culpar sem motivo. Três semanas depois, mandou notícias: sentia-se melhor interiormente, estava menos preocupada com a amiga, porém tivera duas enxaquecas muito sérias. Matriculara-se num curso de arte, do qual estava gostando muito, mas não conseguia entender o porquê das enxaquecas. A prescrição foi alterada nesta ocasião para CHESTNUT BUD, o Remédio básico, por sua lentidão em perceber que tentara, durante toda a vida, furtar-se às realidades incômodas num mundo de sonhos por ela mesma criado. As notícias seguintes que recebemos foram animadoras, até que finalmente ela escreveu dizendo: "Não tive mais crises de enxaqueca nem explosões de raiva nos últimos três meses. Sinto-me bem melhor e muito mais viva. Percebi que até hoje só procurei fugir de minhas preocupações, mas que agora posso encará-las de frente e enfrentá-las."

Mulher, 40 anos de idade, casada. Tinha uma ulceração na perna direita que não cicatrizava. Embora a ulceração fosse dolorosa, impedindo-a até mesmo de dormir, sua natureza era tranqüila e ela nunca se queixava. Foram-lhe prescritas diversas combinações dos Remédios de Bach; todavia, a ulceração, uma vez cicatrizada, tornava a se abrir. A paciente passou a se sentir infeliz, desencorajada e irritadiça. Finalmente, prescreveu-se CHESTNUT BUD; percebeu-se a existência de algo, em sua natureza, que impedia seu aprendizado e que motivava a constante recorrência da mesma condição. Acrescentou-se GENTIAN para sua falta de coragem e para a depressão causada por sua recuperação deficiente. As primeiras notícias que enviou foram animadoras. Não sentia dor havia três semanas, a úlcera estava começando a cicatrizar em definitivo e ela já dormia melhor.

Repetiu-se os mesmos Remédios por mais duas vezes e, após um período de aproximadamente quatro meses, ela informou estar completamente curada. Um ano mais tarde, escreveu contando que não tivera nenhuma recaída.

Mulher, 76 anos. Sofrera, nos sete anos anteriores, de nevralgia no trigêmeo durante o inverno. As crises eram tão penosas que ela não conseguia encostar no rosto sem sentir uma dor estonteante. Tinha um medo constante, que a acompanhava de dia e de noite, do surgimento de uma nova crise. Quando procurou-nos para tratamento, estava desencorajada e deprimida. Ela própria afirmou que deveria ter algo a aprender, mas que seu aprendizado aparentemente era lento, pois os ataques ocorriam a cada ano. Recebeu CHESTNUT BUD, o Remédio básico, com base na sua própria observação quanto à lentidão para aprender, ROCK ROSE, para seu grande medo de uma crise, e GENTIAN, para a depressão e o desencorajamento. Três meses depois, ela escreveu contando: "Senti-me excepcionalmente bem durante todo o outono até agora, e espero atravessar o inverno sem nenhuma crise." Não sofreu nenhuma crise naquele inverno ou em qualquer outro. Dois anos depois, tornou a escrever, contando que nunca mais sofrera nenhuma crise.

Mulher, 40 anos, solteira. Sofria de um eczema periódico nos dois ouvidos, levando-a a sentir-se contaminada; sofria também de dores num dos lados da cabeça. Escreveu: "Repito os mesmos erros indefinidamente. Parece que nunca aprendo com a experiência e, cada vez que cometo esses erros, meus ouvidos aparecem com um eczema." Prescreveu-se CHESTNUT BUD, o Remédio básico, por sua lentidão em aprender com os próprios erros, tirando partido deles; acrescentou-se CRAB APPLE, para a sensação de impureza proporcionada pelo eczema. A primeira notícia que enviou, uma semana depois, indicava que seus ouvidos estavam melhorando. Dois meses depois, o eczema desapareceu inteiramente e a paciente não teve mais dores de cabeça. Seis meses mais tarde, tornou a escrever contando que tudo estava bem e que não houvera recaída nem quanto ao eczema nem quanto às dores de cabeça.

Homem, meia-idade. Escreveu contando que sofrera um acidente e que, embora sofresse por uma concussão, o exame de raios X não acusara nenhuma fratura craniana. Foi-lhe imediatamente enviado o Remédio RESCUE para o choque e a concussão. Tornou a escrever contando que a situação melhorara em vinte e quatro horas, e acrescentou: "Sofri de acidez estomacal em vários períodos de minha vida e, no ano passado, tive uma inflamação no cólon, com várias recaídas. Tenho responsabilidades em meu trabalho e creio que as pessoas estão se cansando de me ver fazer os mesmos erros o tempo todo. Na verdade, quando reflito sobre essa situação, penso que isso talvez tenha alguma relação com a minha situação abdominal. Durante toda a minha vida, ou fui lento para aprender ou não fui suficientemente observador, de forma que precisei repetir as coisas diversas vezes." Os Remédios prescritos foram: CHESTNUT BUD, o Remédio básico, em razão da necessidade de repetir experiências, ELM, pela tensão no trabalho, e CRAB APPLE, pelo desagrado com sua condição física e como um depurador mental. A melhora era gradual, parecendo, contudo, certa, quando ocorreu uma recaída. Acrescentou-se GENTIAN aos Remédios iniciais, a fim de combater o desânimo do paciente. Pouco tempo depois, ele escreveu contando que, pela primeira vez na vida, se sentia bem. Um ano depois, escreveu novamente, para contar que não tinha havido mais problemas e que se sentia melhor do que nunca.

Menina, 8 anos. Era uma criança que aprendia suas lições com muito vagar, sendo sempre a última aluna da classe. Embora não fosse do tipo que devaneia e, sim, uma garotinha brilhante e alegre, era muito displicente com relação a certas coisas. Ao sair de casa, era preciso que alguém a lembrasse de levar lápis e papel para a escola e, principalmente, de tomar todo o cuidado ao atravessar a rua. Por vezes, não percebia o que diziam a ela; quase como se não registrasse. Também sofria de uma série de pequenos furúnculos, o que ocasionava freqüentes faltas à escola e a perda de muitas aulas. Os Remédios prescritos foram CHESTNUT BUD, o Remédio básico, para sua lentidão de aprendizado, e CRAB APPLE, para limpar seu organismo de quaisquer toxinas. A primeira resposta foi física: os furúnculos que tinha nas orelhas desapareceram por completo e jamais retornaram. Ela tomou os Remédios por um longo período. Aos poucos, foi se tornando mais observadora e sua memória melhorou. Seu desempenho escolar também apresentou grande melhora. Dois anos depois, sua mãe escreveu contando que a menina estava muito bem fisicamente. Na escola, era feliz e benquista e, apesar de não se destacar entre os primeiros da turma, suas notas eram ao menos suficientes, tendo havido uma grande melhora em todos os aspectos.

Capítulo 9

CHICORY

Palavras-chave: Possessividade; egoísmo; autopiedade

O desejo de servir e de dar vazão ao amor não-egoísta é desenvolvido com naturalidade por muitas pessoas, mas certamente não por todas. Em algumas, o sentimento amoroso encontra-se bloqueado em seu fluxo para o exterior, voltando-se para dentro, para o eu. Nesse caso, o indivíduo torna-se congestionado do ponto de vista físico e mental, pois a doação amorosa transforma-se em possessividade absoluta, em preocupação egoísta. Assim é o indivíduo do tipo CHICORY; esse estado emocional e mental pode ser corrigido por CHICORY. Lê-se na carta de uma pessoa submetida à influência de alguém do tipo CHICORY: "É uma rabugenta extrema e incansável. Está repleta de autopiedade e de uma atitude do gênero 'ninguém me ama'. Seus sentimentos são facilmente feridos, quando, então, ela se sente rejeitada. É uma pessoa tóxica, do ponto de vista mental e emocional." A pessoa do tipo CHICORY tende a se tornar extremamente possessiva com relação aos outros. Gosta de manter aqueles aos quais está ligada ao seu redor, controlando e dirigindo suas vidas (normalmente em proveito próprio), bem como de criticar o modo como estes fazem as coisas. Usufrui do sentimento de propriedade e do poder que tem sobre os outros, tirando partido da simpatia destes; fala muito em "dever", especialmente o dever com relação a ela. Eis uma típica observação de pessoa do tipo CHICORY: "Pense em tudo o que passei por você; pense em tudo o que fiz por você." Quando a pessoa do tipo CHICORY não consegue impor sua vontade, torna-se impaciente, martiriza-se e, no caso de ser do sexo feminino, normalmente irrompe em lágrimas pela ingratidão demonstrada para com ela. Outro exemplo guardado em nossos arquivos: "Fica muito contrariada quando não recebe a atenção que julga merecer. É dada a muita autopiedade, sendo capaz de chegar às lágrimas quando não é alvo de simpatia. Ao mesmo tempo, espera que as pessoas façam tudo o que ela quer." A pessoa do tipo CHICORY pode até mesmo simular ou invocar uma doença visando manter amigos e parentes ao seu redor solidarizando-se com o seu infortúnio. É muito freqüente que os filhos de pais dominadores sacrifiquem desnecessariamente suas vidas em favor desses tiranos, a menos que tenham força de caráter suficiente para romper com a relação sufocante à qual estão atados. Normalmente, abdicam de uma carreira ou de um casamento para ficarem em casa com esse pai ou com essa mãe, deixando de cumprir, assim, a missão que lhes foi destinada na vida; acabam por se tornar, também, frustrados e infelizes. As características da pessoa do tipo CHICORY podem apresentar-se em pessoas de todas as idades e de ambos os sexos. Encontramos um exemplo disso na chantagem juvenil de um garotinho que não gostava de ir à escola. Deitado na cama e solicitando a atenção da família, ele dizia: "Eu poderia me *fazer* melhor se pudesse ficar em casa." Outra carta de uma mãe dizia: "Meu filhinho de cinco anos está entrando na escola e sinto-me incapaz de enfrentar a solidão que vem por aí. Sentirei tanto a sua falta, a casa vai ficar tão silenciosa, que tudo isso parece estar além de minhas forças." Trata-se de um excelente exemplo de amor materno puramente possessivo e que representa um nível extremo de egoísmo. Não há a menor preocupação quanto à possibilidade de a criança ficar nervosa ou agitada no seu primeiro dia de escola; a única preocupação é com o sentimento de angústia e solidão da mãe com a ausência do filho. As pessoas do tipo CHICORY dão a aparência de fazer todo o possível pela felicidade dos outros, quando na realidade fazem-no de modo a roubar a paz e a tranqüilidade do desafortunado alvo de sua dedicação egoísta, pois apenas sugam a vitalidade alheia. São os vampiros da humanidade, que não se detêm perante coisa alguma para alcançar seus objetivos egocêntricos.

Os aspectos positivos da pessoa do tipo CHICORY estão presentes naquele que é verdadeiramente desinteressado em sua atenção e preocupação para com os outros; naquele que doa incessantemente sem a menor intenção de um retorno.

Casos Clínicos

Criança, 6 anos. Era alguém que queria sempre tudo do seu jeito e que provocava discussões para atrair a atenção dos outros. Espalhafatosa e crítica, era propensa a dizer coisas desagradáveis, embora, por vezes, quando revelava sua verdadeira natureza, conseguia ser muito generosa e cooperativa. Seus estados de ânimo estavam sujeitos a mudanças repentinas. Foi-lhe prescrito CHICORY, o Remédio básico, para seu egocentrismo, além de SCLERANTHUS para a inconstância de seus estados de ânimo. Os pais informaram que, logo nos primeiros dias, os bons resultados já eram bastante evidentes. Passado um período mais longo, escreveram contando que a criança atravessara mudanças das mais notáveis, todas elas para melhor.

Mulher, meia-idade, viúva. Seu único filho estava prestes a se casar e era grande seu ciúme pela futura nora. Sua atitude com relação aos filhos sempre fora das mais possessivas, sendo que agora ela fazia de tudo o que estava ao seu alcance para impedir o casamento. Criara uma série de impedimentos; dizia que não poderia ser deixada sozinha; dizia que perderia a casa se o filho a deixasse e que, de toda forma, sua vida estaria arruinada. Prescreveu-se CHICORY, o Remédio básico, para seu egoísmo e sua atitude possessiva, e HOLLY para o ciúme. Depois de tomar os Remédios por aproximadamente dois meses, participou do casamento do filho e abençoou os noivos. Entretanto, custou muito para que conseguisse perdoar o filho por tê-la "abandonado". Continuou tomando os Remédios por quase dois anos. Escreveu, então, contando que estava vivendo uma nova vida. Agora gostava muito da nora e estava felicíssima com o neto.

Mulher, 61 anos. Tinha uma preocupação crônica e uma perspectiva das mais negativas. Era crítica com relação aos outros e sempre pretendia ser o centro das atenções. Tinha orgulho de sua casa, era meticulosa com seu jardim e não suportava ficar sozinha. Por esse motivo, procurava sempre manter amigos ou parentes junto de si. Quando procurou nosso tratamento, estava à beira de um colapso nervoso e com uma suspeita de úlcera no duodeno. Foi prescrito CHICORY, seu Remédio básico, para sua perspectiva negativa e seu ressentimento pela felicidade alheia. Após as três primeiras semanas, a família informou que ela já parecia bem mais alegre. Ao fim do primeiro mês, os familiares escreveram contando que "a melhora era visível" e que ela estava "muito melhor fisicamente". Passado o segundo mês, tornaram a escrever contando que "ela se tornou uma pessoa de natureza muito diferente. Seu estado físico também é muito bom e a ameaça de úlcera não se concretizou".

Menina, 9 anos. Era acometida, a cada manhã de terça-feira, por dores de cabeça tão fortes que a impediam de ir à escola. Ao ser-nos trazida para tratamento, descobriu-se que terça-feira era o dia de redação, sendo ela muito fraca em ortografia. Era profunda a aversão da menina por redação e a dor de cabeça fornecia-lhe um álibi para não ir à escola nesse dia. A criança estava cheia de autopiedade. Era uma garotinha que solicitava afeto e atenção, procurando sempre evitar aborrecimentos para si ou fazer coisas de que não gostava. Prescreveu-se CHICORY, o Remédio básico, para sua autopiedade e para a sua necessidade de ser o centro das atenções. A mãe foi aconselhada a enviá-la à escola quer a menina sentisse dor de cabeça ou não. Dois meses depois, o problema desapareceu por completo, e ela se tornou uma criança perfeitamente normal. Hoje em dia, é uma mulher jovem e madura de 25 anos que nos últimos quinze anos não registrou nenhuma dor de cabeça dessa natureza.

Mulher, 36 anos. Era cantora profissional. Na infância, não recebera amor da família, sofrendo de uma ânsia de afeto e atenção. Tinha uma imensa autopiedade e um ciúme extremo. Ao procurar-nos, estava à beira da exaustão completa. Prescreveu-se CHICORY, como Remédio básico, para sua autopiedade e egoísmo, CHERRY PLUM, por ela haver recentemente tentado o suicídio, e HOLLY, pois ela confessadamente adoecia de ciúme pela boa sorte de suas duas irmãs. A resposta à medicação foi excelente. Depois de um período de seis semanas, ela já conseguia dizer que se sentia outra pessoa e que suas apresentações em concertos haviam sido melhores do que nunca. Como resultado, assinou um contrato para cantar numa ópera e pediu mais um frasco da medicação "para ajudar".

Criança, 6 anos. Clamava o tempo todo por atenção e precisava sempre ter alguém junto de si. Quando as coisas não caminhavam do seu jeito, ficava irritada. Ao ser trazida para nós, havia sofrido um repentino surto de erupções pelo corpo inteiro. As erupções produziam bolhas, deixando sua pele num estado semelhante àquele produzido por queimaduras. Prescreveu-se CHICORY, o Remédio básico, para sua irritabilidade e autopiedade, além de CRAB APPLE para limpar-lhe o organismo. Depois de tomar a medicação por um mês, sua avó escreveu contando: "A garotinha está muito bem agora. As erupções desapareceram por completo e ela está muito mais tranqüila e menos irritada. Reagiu com uma rapidez incrível e é agora uma criança feliz."

Capítulo 10

CLEMATIS

Palavras-chave: Indiferença; tendência ao devaneio; desatenção; inconsciência

Segundo o Dr. Bach, os seguintes sintomas eram comuns, em seus mais variados níveis, nas pessoas do tipo CLEMATIS: um olhar vago e perdido, indiferença, desatenção, preocupação, tendência ao devaneio e sonolência; via de regra, dormem muito e têm uma palidez marcante. As pessoas do tipo CLEMATIS *são* sonhadoras e desligadas. Vivem mais em seus pensamentos do que nas ações. Falta-lhes concentração, pois seu interesse pelas coisas do presente, e muitas vezes pela própria vida, é apenas parcial. Evitam as dificuldades ou as coisas desagradáveis deixando vagar sua atenção e refugiando-se num mundo ilusório e irreal. Segundo observou um paciente: "Eu me fecho no meu mundo, um mundo criado por mim mesmo, toda vez que surge algo de desagradável a ser encarado. Atualmente, isso é totalmente automático." Se ficam doentes, fazem pouco ou nenhum esforço para melhorar, de tão fraco o seu interesse pela vida. Quase como se desejassem abandonar esta terra, talvez para unir-se a alguém amado que já tenha morrido ou apenas porque a vida não atente às suas expectativas nesse plano material. Essa falta de cooperação ou esforço por melhorar foi classificada pelo Dr. Bach como "uma forma amena de suicídio". A classificação se justifica porque, às vezes, essas pessoas preferem morrer com alguém amado a permanecer na terra, atitude que normalmente se encontra na base dos pactos de morte. Ao contrário do temperamento do tipo AGRIMONY, que procura companhias para aliviar sua aflição, a pessoa do tipo CLEMATIS prefere ficar sozinha com os próprios pensamentos. É o oposto da pessoa do tipo VERVAIN, pois é indiferente, apática e desatenta, enquanto a do tipo VERVAIN é atenta e cheia de interesse. As pessoas do tipo CLEMATIS têm memória fraca, pois, com o pensamento distante, raramente se incomodam em escutar ou lembrar o que foi dito. Podem até mesmo passar por um amigo na rua sem reconhecê-lo, quando perdidas nos próprios sonhos. Essa falta de atenção normalmente afeta os olhos e os ouvidos, pois esses órgãos estão sendo utilizados apenas para ver e ouvir internamente. Pelo mesmo motivo, esse alheamento pode facilmente ser a causa de acidentes na rua ou na estrada. A pessoa do tipo CLEMATIS necessita de muito sono, gosta de cochilar, podendo cair no sono quase que a qualquer momento. Eis uma afirmação típica: "Caio no sono enquanto estou respondendo a perguntas ou ao conversar com um grupo de pessoas. É quase infalível que caia no sono quando vou à igreja ou a uma conferência." O indivíduo do tipo CLEMATIS é mediúnico e sensível a toda espécie de influências desfavoráveis; é pouco prático nos assuntos do cotidiano. O estado CLEMATIS pode apresentar-se em qualquer um de nós, a qualquer momento em que a mente esteja ocupada com problemas interiores; alegrias e aborrecimentos também podem retirar nossa atenção da situação presente. CLEMATIS é o Remédio para a perda dos sentidos, para estados de coma ou para qualquer tipo de inconsciência, pois todas essas condições indicam uma "perda de interesse", imposta ou não pelas circunstâncias, em relação ao presente.

Os aspectos positivos do tipo CLEMATIS são perceptíveis nas pessoas dotadas de vivo interesse por tudo e de mentes sensíveis à inspiração. Dentre essas pessoas, encontramos o idealista prático, o escritor, o artista, o ator, o curador, em suma, encontramos aquele que domina os próprios pensamentos e que tem grande entusiasmo pela vida do dia-a-dia, por conseguir apreciar, na íntegra, o grande propósito que existe por trás dela.

Casos Clínicos

Menina, 12 anos. A criança apresentava alguns sinais no rosto. Apesar de o médico ter garantido à mãe que eles desapareceriam com o tempo, a menina parecia muito abatida e com uma total falta de confiança. Era, de todo modo, uma criança quieta, reservada e sempre sonhadora. Prescreveu-se CLEMATIS, o Remédio básico, para seu estado geral e seus devaneios. A criança respondeu prontamente. Sua vivacidade e interesse se desenvolveram muito, tanto na escola como em casa. Segundo sua mãe, ela tornou-se "quase ansiosa" por fazer as coisas. Os sinais desapareceram totalmente depois do segundo frasco do medicamento.

Homem, 37 anos. Foi encaminhado até nós pela firma em que trabalhava, na qual ele tinha um cargo executivo de responsabilidade. Nos meses anteriores, tornara-se indiferente com relação ao trabalho, mostrando-se bastante desinteressado quanto ao não-cumprimento de seus deveres profissionais. Sua mulher havia morrido no ano anterior. Ele nos disse que sempre dormia pesado, tendo grande dificuldade para levantar-se pela manhã. Estava encontrando dificuldade para se concentrar no trabalho nos últimos tempos, demonstrando, porém, uma absoluta complacência com toda a situação e, obviamente, um desinteresse pelas questões do dia-a-dia. Sua total despreocupação com um possível fracasso profissional, sua ausência geral de esforço e sua sonolenta apatia indicavam

CLEMATIS como o Remédio básico. Tomou a medicação por dois meses. Verificou-se uma firme melhora desde o início, e o paciente conseguiu dar continuidade a seu trabalho com crescente eficácia. Ao fim dos dois meses, reconquistou seu nível habitual de capacidade.

– Extraído dos Registros de Casos do Dr. Bach.

Homem, 47 anos. Trabalhara exaustivamente na cidade por muitos anos. Sofrera, nos três meses anteriores, de uma perda quase total de memória. Por vezes não conseguia lembrar-se do próprio endereço ou número de telefone. Durante o dia, parecia sonolento e indiferente com relação ao trabalho. Sete anos antes, sofrera uma dilacerante tragédia familiar. Sua expressão era vaga. Estava completamente apático e resignado ao fato de ter-se tornado alguém inútil. Foi com muito custo que os amigos conseguiram convencê-lo a buscar orientação médica. Prescreveu-se CLEMATIS, o Remédio básico, para sua apatia, seu estado de sonolência e sua ausência total de interesse. Ele tomou o medicamento por dois meses. Verificou-se uma rápida melhora que lhe permitiu reassumir seu negócio e trabalhar de um modo satisfatório. Ficou sem o Remédio por um mês, quando ocorreu uma recaída. Voltou a tomar o medicamento por mais dois meses e, desde então, o paciente se manteve em boas condições.

– Extraído dos Registros de Casos do Dr. Bach.

Homem, 38 anos. Sofria de uma perda temporária de interesse por seu trabalho ligado à reabilitação de jovens desajustados. Era, por natureza, um homem jovial, ativo e dinâmico; porém havia trabalhado em excesso e, ao procurar-nos, mostrava-se sonolento, cansado e deprimido. Seu trabalho fora seriamente afetado e ele recebera avaliações desfavoráveis por parte de seu superior. Quase nunca se sentia bem e tinha um catarro na garganta que, segundo ele, "me faz sentir sujo". Prescreveu-se CLEMATIS, o Remédio básico, para sua perda de interesse e para sua sonolência (simplesmente uma fuga do trabalho que, naquele momento, era motivo de desgosto) e CRAB APPLE para a sensação de sujeira provocada pelo catarro. Ele tomou os Remédios por quatro meses, ao fim dos quais estava bastante melhor. Recuperou seu ânimo e seu interesse pelo trabalho, e o catarro desapareceu completamente.

Mulher, 67 anos. Era datilógrafa. Disse que durante toda sua vida fora uma sonhadora, mesmo nas horas de trabalho. Em seus momentos de lazer, deitava-se para tirar uma soneca em seu apartamento e acordava descobrindo que não fizera suas tarefas domésticas. Barulhos intensos ou o choro de crianças perturbavam seus pensamentos e sua tranqüilidade. Sofrera muito, durante toda a vida, de frieiras nas mãos e nos pés, mesmo durante o verão. Considerando que procurava furtar-se às condições do presente, não é de estranhar que sua circulação fosse deficiente. A fuga para um mundo de sonhos ocasionava uma estagnação tanto mental como física. Prescreveu-se CLEMATIS, o Remédio básico, para seu desejo de se afastar da realidade e viver num mundo próprio; acrescentou-se CENTAURY para proporcionar-lhe a força necessária para vencer o impulso de fugir da realidade e do presente. Seu tratamento teve início em outubro. Embora a temperatura estivesse baixa, ela teve apenas uma frieira séria no dedão do pé; à exceção disso, suas mãos e seus pés não foram afetados. Continuou tomando os Remédios e, em dezembro, informou-nos que tivera algumas frieiras, mas nem de longe tão fortes como nos anos anteriores, e que estavam cedendo rapidamente. Prosseguiu tomando a medicação e, em fevereiro, escreveu contando que podia perceber uma sensível melhora nas mãos e nos pés. Disse ela: "Já consigo trabalhar sem luvas, coisa que nunca me atrevi a fazer antes. Meus devaneios não me incomodam mais agora." Dois anos mais tarde, tornou a escrever dizendo: "Sinto-me extraordinariamente bem em todos os sentidos. As frieiras nunca mais voltaram."

Capítulo 11

CRAB APPLE

Palavras-chave: O Remédio depurador; desalento; desespero

CRAB APPLE é o Remédio que limpa a mente ou o corpo daquilo que lhes desagrada e que os impregna de desespero e desgosto. É o Remédio que nos devolve nosso senso de proporção. Existem épocas em que alguma qualidade negativa da nossa natureza pode transmitir uma sensação de aversão ou de impureza em nós. Talvez tenhamos dito algo não positivo ou tenhamos agido de forma cruel, contrariando nossa verdadeira natureza; algum hábito com o qual tenhamos dificuldade em romper pode nos levar a sentir mentalmente impuros. O Remédio CRAB APPLE ajuda-nos a perceber que, quando reconhecemos determinada dificuldade, já estamos a caminho de afastá-la por completo. Pode acontecer também que alguma condição física, como um eczema, uma erupção, um defeito, uma verruga, um sinal, um tumor ou uma mancha produzam um sentimento de impureza. São estas as situações em que se deve prescrever CRAB APPLE. Ele é a resposta ao paciente que escreveu-nos dizendo: "Acho que preciso do mesmo tratamento que se dá ao radiador de um carro quando este pára por estar enferrujado." O Remédio CRAB APPLE também é útil quando há uma excessiva concentração da mente em algum assunto trivial ou destituído de real importância, mas que, não obstante, ocupa a mente e os pensamentos à custa da desatenção para com assuntos muito mais importantes. Exemplo disso é o da mãe que está mais preocupada em que os filhos limpem os sapatos lamacentos ao entrar em casa do que com a possibilidade de apanharem um resfriado por estarem com os pés úmidos. Ele se destina, também, àquelas pessoas que têm uma "pulga atrás da orelha"; para aqueles que buscam auxílio médico por causa de um sinal no rosto, mas esquecem de mencionar um lumbago dolorido. Na verdade, essas pessoas sentem as coisas com tamanha intensidade que caem em depressão e desalento com qualquer tratamento que não resulte numa cura imediata. O Remédio é válido tanto para uso interno como externo, podendo ser aplicado como loção, compressa ou fomentação quente. Pode ser utilizado também no banho normal; seis gotas do medicamento preparado, em geral, são suficientes para uma banheira de tamanho médio.

O aspecto positivo do tipo CRAB APPLE manifesta-se naqueles indivíduos que mantêm um controle total de seus pensamentos e que têm a sabedoria de ver as coisas em suas reais proporções. São pessoas de mente aberta, que não se apegam a trivialidades e que percebem que qualquer manifestação de desordem física tem origem numa desarmonia interior, estando ao alcance delas, portanto, transmutá-la em harmonia.

Casos Clínicos

Mulher, 40 anos. Ao procurar-nos, estava sofrendo, havia meses, de uma erupção nas mãos. Pequenos inchaços endurecidos na ponta dos dedos. A irritação nos locais era intensa, tornando-se ainda mais aguda quando ela se sentia tensa ou nervosa. Era uma mulher gentil e normalmente alegre. Uma excelente dona-de-casa, era propensa a aborrecer-se com trivialidades; costumava "perder as estribeiras" por qualquer coisa, sendo que raramente encontrava tempo para relaxar. A erupção a deixava nervosa quanto ao preparo da alimentação familiar, pois dava a ela uma sensação de "sujeira". Foi-lhe prescrito CRAB APPLE, o Remédio básico, para sua excessiva concentração em trivialidades e para sua sensação de sujeira; acrescentou-se VERVAIN, para ajudá-la a relaxar e a levar as coisas de maneira mais fácil. Três semanas depois do início do tratamento, informou-nos que a erupção e a irritação haviam passado, enquanto os inchaços estavam diminuindo e começando a desaparecer. Ela contou, ainda, que sofria de constipação desde que se conhecia por gente e que agora, para sua grande surpresa, os Remédios haviam lhe proporcionado um alívio completo desse incômodo. Também contou que não se aborrecia mais com a casa, o que representava "um grande alívio, na medida em que passo a contar com um tempo bem maior para as outras coisas". Um mês depois, voltou a escrever contando que sua pele agora estava macia e saudável, que os inchaços haviam desaparecido e que ela nunca mais voltara a sofrer de constipação. Disse que sua aparência e disposição eram de alguém no mínimo vinte anos mais jovem.

Mulher, 65 anos. Seu trabalho consistia em visitar casas onde houvesse idosos e ajudá-los no trabalho doméstico. Escreveu ela: "O fato de ver tanto desalento, tanta poeira e tanta sujeira acabou pesando para mim, de forma a fazer-me também sentir suja. Parece que toda a minha concentração está no pó e na sujeira, e em procurá-lo em toda parte, mesmo quando não há necessidade." Prescreveu-se CRAB APPLE, o Remédio básico, tanto sob forma oral como em forma de loção a ser utilizada no banho. Em duas semanas ela tornou a escrever, contando que houvera uma grande melhora, que agora já conseguia, com grande freqüência, voltar seu pensamento para coisas mais alegres. Entretanto, não estava totalmente curada. Continuou tomando o medicamento por mais dois meses, quando voltou a escrever, contando: "É maravilhoso ter pensamentos limpos e felizes novamente."

Mulher, 70 anos, casada. Era, por natureza, uma mulher ativa e impaciente com a lentidão alheia, com barulho ou falta de asseio. Quando nos procurou, estava em vias de mudar-se para uma nova casa. Sua principal dificuldade parecia ser uma auto-rejeição; sentia que havia muita coisa dentro de si que precisava ser limpa. Sofria de bronquite crônica, de uma dor no lado esquerdo do peito e de bronquite asmática. Prescreveu-se CRAB APPLE, o Remédio básico, para sua necessidade de limpeza, e IMPATIENS para seu temperamento tenso e impaciente. Depois do primeiro mês, acusou uma melhora na bronquite e uma diminuição na dor peitoral. Tornou a escrever no mês seguinte, para contar que ocorrera uma melhora definitiva em seu temperamento. Apesar do incômodo de mudar-se para uma nova casa, ela permanecia calma a esse respeito, observando, porém, que se sentia cansada. Acrescentou-se HORNBEAM à prescrição original, para fortalecê-la. Cinco meses depois do início do tratamento, tornou a escrever contando que estava melhor sob todos os aspectos. As dores no peito haviam diminuído sensivelmente, a bronquite era coisa do passado e ela se sentia tranqüila e confiante.

Menino, 12 anos. Sofrera no ano anterior alguns desmaios. Esforçava-se arduamente na escola para manter-se no primeiro lugar. Antes de iniciarem os ataques, ele era saudável e feliz, porém agora sofria freqüentes dores de cabeça e se tornara muito irritadiço. Gostava de praticar corrida, mas, como a primeira crise ocorrera numa corrida campestre, fora obrigado a abandonar o esporte. Teve uma reação violenta às drogas que lhe foram ministradas; os ataques se intensificaram, o menino passou a ter visão dupla e a perder o uso da mão direita. Descobriu-se, então, que estava com amigdalite, o que, segundo os médicos, era a causa de suas freqüentes dores de cabeça. Retiraram-se as amígdalas, seu estado geral de saúde apresentou uma ligeira melhora, porém as crises de desmaio continuavam. Ele recebeu outros medicamentos e, como conseqüência, as crises se intensificaram e o garoto perdeu a memória. A medicação foi novamente alterada e, dessa vez, as drogas afetaram-lhe a fala e o levaram a cair em sono profundo. Estava tornando-se mais perturbado e irritadiço, de modo que a medicação finalmente foi suspensa, resultando numa melhora de seu estado. Foi então que seus pais buscaram a ajuda dos Remédios de Bach, trazendo o menino para consultar-se conosco. Em nosso entender, o primeiro passo deveria ser limpar seu organismo dos efeitos tóxicos da medicação que recebera. Para tanto, receitou-se CRAB APPLE como agente depurador; acrescentou-se CLEMATIS para a perda de memória e a "fuga do presente" que ocorria durante os ataques; acrescentou-se, ainda, ROCK ROSE a fim de combater seu medo de que as crises pudessem voltar. Depois de tomar os Remédios por um mês, ele escreveu para a mãe, da escola, contando que estava muito melhor; em outra carta enviada a nós, a mãe acrescentou que o tom geral da carta era muito mais animado. Passados dois meses, ela mandou as seguintes notícias: "Ele está muitíssimo melhor e preparando-se para os exames de admissão no colégio, mas ainda se preocupa com a perda da memória. Não teve mais nenhuma crise." Acrescentou-se WHITE CHESTNUT à prescrição básica, a fim de ajudá-lo a vencer qualquer preocupação quer quanto à possibilidade de perda de memória ou de ser reprovado nos exames. Um mês depois, a mãe escreveu novamente, contando: "Seu diretor descreveu o resultado como um milagre. Sua recuperação foi notável e ele voltou, até mesmo, a participar de corridas campestres sem nenhuma conseqüência indesejável. Ele está praticamente normal agora." Prosseguiu-se com os Remédios por mais dois meses e, desde então, não houve recaída de nenhum dos problemas.

Mulher, 63 anos. Ela havia se separado do marido alguns anos antes, alimentando, ainda, um grande ressentimento com relação a ele. Embora tivesse passado por duas cirurgias e estivesse sob constante supervisão médica, sofria de um persistente corrimento uterino, o que proporcionava a ela um sentimento de auto-rejeição. Ao vir consultar-se conosco, estava impaciente e irritadiça. Prescreveu-se CRAB APPLE para sua auto-rejeição, WILLOW para o persistente ressentimento com relação ao ex-marido e IMPATIENS para sua irritabilidade. Sua primeira reação aos Remédios foi de ordem emocional: sua irritabilidade diminuiu decididamente e, apesar da persistência do corrimento, ela o aceitava de modo mais filosófico. Prosseguiu tomando os Remédios por seis meses, ao fim dos quais escreveu contando: "Estou curada do corrimento depois de trinta anos! Sinto-me mais feliz, mantenho-me ocupada e ativa e tenho vários interesses na vida."

Mulher, 43 anos, solteira. Parecia, exteriormente, uma mulher alegre e amiga, ocultando dos outros, porém, seus verdadeiros sentimentos. Alimentava interiormente sentimentos de auto-rejeição, em virtude de uma séria psoríase no rosto, no pescoço e nas orelhas. Essa situação já durava há vários anos, sem que tratamento algum tivesse ajudado. Pouco antes, haviam-lhe dito em seu local de trabalho que não mostrasse mais "a cara ali novamente". Essa expressão cortante representou um choque cruel para ela. Os Remédios prescritos foram: CRAB APPLE, em razão de sua sensação de sujeira; AGRIMONY, seu Remédio básico, porque seu temperamento era alegre e cordial; STAR OF BETHLEHEM para o choque que recebera. Também foi-lhe indicado que lavasse o rosto com leite acrescido de algumas gotas da medicação. Duas semanas depois ela escreveu: "Os resultados foram maravilhosos em todos os sentidos. Minha pele já não está tão irritada e a escamação diminuiu. A loção láctea fez maravilhas. Estou voltando ao trabalho e me sinto, agora, muito mais tranqüila." Continuou com os Remédios por mais dois meses, período no qual sofreu uma recaída devido à inquietação e à tensão, por ter caído em depressão e desânimo. Acrescentou-se GENTIAN à prescrição básica, para seu desencorajamento. Depois disso, sua melhora foi firme e rápida. Por fim, ela escreveu-nos dizendo: "Fazia tempo que não me sentia tão bem ou que a aparência de minha pele não estava tão boa. Vocês podem imaginar o quanto estou confiante agora, pois estou indo para os Estados Unidos a trabalho."

Capítulo 12

ELM

Palavras-chave: Sentimento ocasional de inadequação; desalento; exaustão por uma busca extremada de perfeição

Este Remédio, obtido a partir das flores do olmeiro, destina-se àqueles que se sentem ocasionalmente oprimidos pela responsabilidade e pela dimensão do seu trabalho. Existem épocas em que o indivíduo sente que o resultado de seus esforços é insuficiente, levando-o a um estado de desalento e exaustão. As pessoas do tipo ELM são capazes, eficientes e intuitivas. Ocupam, normalmente, posições de destaque. Podem ser homens-chave da indústria, ministros de Estado, médicos, professores ou enfermeiros. Em qualquer caso, todos, invariavelmente, têm pessoas subordinadas às suas decisões, seja no âmbito de decisões de Estado ou da vida familiar. Todos esses indivíduos, que mantêm posições de confiança em virtude de sua capacidade, de seus conhecimentos ou da sua garra, incluem-se nessa categoria. Sua opinião determina decisões de importância, podendo mesmo serem as únicas pessoas adequadas para determinados empregos; tornam-se quase indispensáveis, seja qual for a posição que ocupem. As pessoas do tipo ELM sabem que têm capacidade para fazer, e muito bem feito, aquilo que se espera delas. São pessoas que escolheram sua ocupação na vida, tendo bastante consciência de que esta é a sua missão. Entretanto, pode haver ocasiões em que a própria magnitude da responsabilidade leve-as a sentir que é humanamente impossível para uma única pessoa assumi-la. Poderão sentir, nesse momento crucial, que não estão à altura da tarefa. Esse é o momento em que poderão fracassar e, ao fracassarem, sobrevém uma situação catastrófica, capaz de resultar numa angústia incalculável e em contratempos para os outros. Qualquer dúvida momentânea quanto às próprias aptidões faz com que eles se sintam fracos e exaustos. Por sorte, esse sentimento de desalento não dura muito. Essas pessoas recuperam facilmente a estabilidade em função de sua íntima convicção de terem sido talhados para aquele tipo particular de trabalho e que sempre receberão força e conhecimento para alcançar suas metas. A exaustão do tipo ELM difere muito da dos tipos HORNBEAM e OLIVE. A pessoa do tipo HORNBEAM sofre de fadiga por não gostar do trabalho que realiza, enquanto a do tipo OLIVE sente-se desgastada por um longo e contínuo sofrimento ou pressão. É importante ter em mente que a exaustão do tipo ELM é *temporária*; trata-se de uma falta momentânea de autoconfiança; porém, durante esse breve hiato, o discernimento pode tornar-se obscurecido, o conhecimento enevoado e a experiência esquecida.

Os aspectos positivos da personalidade do tipo ELM manifestam-se na maior parte do tempo; destacam-se, entre eles, a segurança pessoal e a autoconfiança. Tais virtudes são resultantes de uma inabalável convicção interior de que a ajuda se fará presente sempre que necessário. Outro aspecto digno de louvor no caráter do tipo ELM é que suas grandes habilidades geralmente estão voltadas para a segurança, o bem-estar ou o aprimoramento dos outros.

Casos Clínicos

Homem, meia-idade. Era um clérigo. Sofrera, por algum tempo, de um problema nos brônquios e perdera a confiança em sua capacidade de retomar as desafiantes tarefas de uma extensa paróquia. Considerava a si mesmo inadequado para a função, o que lhe causava uma grande depressão. Tomou unicamente ELM, o Remédio básico, durante um mês, recobrando sua personalidade normalmente alegre, e a confiança e a força para retomar todas as suas tarefas normais.

Mulher, 45 anos. Ao procurar-nos para tratamento, estava sofrendo uma forte tensão nervosa e tomando drogas para a insônia. Tinha um cargo de responsabilidade, com uma grande equipe sob sua direção. A pressão do trabalho era intensa. Embora sabendo-se capaz de enfrentar a responsabilidade, começava a considerar que talvez aquilo fosse demais para ela. Esse pensamento a deprimia e exauria. Foi-lhe dado ELM, o Remédio básico, para neutralizar a idéia de que suas responsabilidades estavam além de suas forças, e WATER VIOLET, por ser uma pessoa normalmente calma, eficiente e capaz. Duas semanas depois, ela deu notícias: "O efeito foi imediato. A tensão nervosa cedeu instantaneamente, desaparecendo em poucos dias. Parei de tomar drogas para insônia e logo nas primeiras noites consegui dormir normalmente. Estou bem agora, e conheço, novamente, o prazer de viver."

Mulher, 38 anos, casada. Era mãe de cinco filhos, tendo o encargo de criá-los sozinha desde a morte repentina do marido. Embora fosse uma mãe e dona-de-casa muito capaz, afirmou-nos que não podia cuidar dos filhos e educá-los; sentia que a responsabilidade era grande demais e seu estado era de profunda depressão. Prescreveu-se ELM, o Remédio básico, para fortalecê-la com a consciência de que seria ajudada a fazer tudo o que fosse necessário, e STAR OF BETHLEHEM para o choque pela morte do marido. Tomou a medicação durante dois meses. Ao fim desse período, já conseguia resolver seus problemas com eficácia, sendo que a depressão havia passado. Segundo suas palavras, ela não tinha tempo para pensar em si mesma.

Homem, 65 anos. Era um praticante bem-sucedido da medicina de Bach, tendo seus dias inteiramente tomados pelo tratamento de pacientes. Repentinamente, sentiu-se oprimido por seu trabalho, achando que não podia mais arcar com a responsabilidade do que tinha de fazer. Isso acarretou um estado de exaustão que o deprimiu sensivelmente, uma vez que amava seu trabalho. Prescreveu-se ELM, o Remédio básico, para seu estado mental momentâneo ocasionado pela idéia de que não poderia mais exercer sua função. Um único frasco do Remédio o restaurou completamente, no intervalo de duas semanas.

Mulher, 50 anos, solteira. Era uma pessoa bastante capaz e eficiente que ocupava um cargo de responsabilidade. Sofria de insônia desde a infância. Consultara uma série de médicos ao longo dos anos, porém sem obter resultado. Quando nos procurou, sentia um cansaço constante, parecendo-lhe sempre que não poderia chegar ao termo de seu dia de trabalho. Prescreveu-se ELM, o Remédio básico, para sua confiança e capacidade, e HORNBEAM para dar-lhe forças em seu trabalho diário. Passado um curto período, ela já pôde escrever: "Os Remédios atuaram quase que instantaneamente; sinto-me bastante relaxada pela primeira vez em anos. Depois da primeira semana, já consegui dormir a noite inteira sem tomar nenhum comprimido e sinto que não preciso mais deles. Mal posso acreditar no que aconteceu. Agora que estou bem, sei o que significa a felicidade! Parece bom demais para acreditar!"

Mulher, jovem, casada. Tinha três filhos e queria mais, porém estava sofrendo de uma exaustão extrema, a qual nenhum dos tratamentos que fizera anteriormente conseguira sanar. Sentia-se pesada ao despertar, passando o resto do dia sonolenta e fatigada. Era uma pessoa de grande senso de responsabilidade e estava muito preocupada por não conseguir cuidar da família da maneira como achava necessário. Prescreveu-se ELM, o Remédio básico, para seu grande senso de responsabilidade, e OLIVE para sua exaustão. Em seis semanas ela se recuperou, e pôde escrever: "Nunca me senti tão bem na vida." No ano seguinte, voltou a escrever, informando-nos que dera à luz um menino.

Homem, meia-idade. Era uma pessoa altamente sensível e dinâmica. Seu trabalho pressupunha um alto nível de criatividade, sendo grandes as exigências que pesavam sobre ele. Tinha sérios ataques de bronquite e, ao procurar-nos, estava sofrendo de uma exaustão absoluta. ELM foi o Remédio básico prescrito, de modo que pudesse dar continuidade ao trabalho excepcional que desenvolvia, trabalho esse que ameaçava desvitalizá-lo e assoberbá-lo ocasionalmente; acrescentou-se OLIVE, para a exaustão física e mental, e VERVAIN para sua mente ativa e interessada. Tomou essa medicação por um tempo bastante longo. Seu estado de saúde posteriormente apresentou tal melhora que ele conseguiu dar continuidade ao seu rigoroso trabalho nos níveis de exigência por ele mesmo estabelecidos.

Mulher, 50 anos. Era diretora de uma escola, posição de grande responsabilidade. Escreveu-nos dizendo: "Consigo enfrentar melhor as grandes coisas da vida do que as pequenas. Fui chamada para assumir grandes responsabilidades desde muito jovem, porém, agora, as responsabilidades na escola parecem, às vezes, me derrubar." Era uma pessoa das mais conscienciosas e íntegras no trabalho. Sofria de varizes, condição agravada pelas longas horas em que se mantinha de pé por necessidade do trabalho. Foi-lhe prescrito ELM, o Remédio básico, pelo sentimento de que suas tarefas começavam a assoberbá-la; acrescentou-se HORNBEAM para dar-lhe forças em seu trabalho diário. Depois de tomar a medicação por quatro semanas, escreveu: "Minha mudança de perspectivas é inacreditável. Jamais imaginei que pudesse recuperar as idéias claras e desanuviadas da minha juventude. Minhas varizes já não doem tanto como antes." Continuou tomando os Remédios por mais algum tempo. Transferiu-se, depois, para outra escola, onde não era mais necessário que permanecesse tanto tempo de pé e onde tinha mais oportunidade para descansar. Embora as varizes nunca tenham desaparecido por completo, a dor nunca mais tornou a se apresentar.

Capítulo 13

GENTIAN

Palavras-chave: Dúvida; depressão; desânimo

GENTIAN é o Remédio para aqueles que têm uma visão negativa de tudo e que sofrem de depressões profundas e melancolia intensa. Alguém já observou que a pessoa do tipo GENTIAN "seria infeliz mesmo sendo feliz". Os indivíduos desse tipo facilmente desanimam quando as coisas vão mal ou quando se vêem diante de dificuldades. Fraquejam e caem em desalento perante as contrariedades, seja em caso de doença ou em assuntos da vida diária. Recusam-se a acreditar que o obstáculo para superar dificuldades que consideram insuperáveis esteja em sua própria ausência de fé e compreensão. Não conseguem entender que é o seu próprio estado mental negativo que atrai essas dificuldades. A depressão experimentada por um indivíduo do tipo GENTIAN sempre tem um motivo conhecido. Nesse sentido, ela difere da profunda tristeza do tipo MUSTARD, que se abate sobre a pessoa sem nenhum motivo aparente. O Remédio GENTIAN é valioso quando, durante qualquer enfermidade, se verifique uma recaída que desencoraje o paciente. É útil, também, para crianças que se desencorajam diante de suas provas ou trabalhos escolares.

O lado positivo da natureza GENTIAN é, de fato, excelente. São pessoas que compreendem que não existe fracasso quando o indivíduo dá o melhor de si, sejam quais forem os resultados aparentes. Elas sabem que não há obstáculo tão poderoso nem meta tão grandiosa que não possam ser encarados quando se está convencido de poder alcançar êxito.

Casos Clínicos

Mulher, 50 anos. Tendo saído de uma cirurgia uterina, sentia-se extremamente cansada e sofria de profundas crises depressivas toda vez que algo não ia bem. Disse que se sentia "uma perfeita imbecil por ser tão desanimada". Prescreveu-se GENTIAN para a depressão e OLIVE para o cansaço. No espaço de um mês, ela informou que não tivera mais crises depressivas e que se sentia melhor sob todos os aspectos.

Homem, 39 anos. Sofrera de asma a vida inteira desde que era bebê. Já experimentara diversos tipos de tratamento e, agora, ao procurar-nos, parecia bastante desencorajado e resignado a um sofrimento eterno. As crises agudas costumavam durar cerca de três dias. Ele se preocupava, intimamente, de que pudesse perder o emprego em virtude da doença; era viúvo e tinha um filho pequeno. Embora, como declarou, tivesse sérias dúvidas de que os Remédios pudessem ajudá-lo, ainda assim decidiu experimentar. Os Remédios prescritos foram: GENTIAN, o Remédio básico, para sua visão pessimista e negativa, AGRIMONY, para seus esforços para ocultar a preocupação com seu estado de saúde, e WILD ROSE, pela resignação à sua condição. Tomou os Remédios por três meses. Para sua surpresa e felicidade, sofreu um única crise séria durante esse período, no início do tratamento; tinha ainda dificuldades respiratórias ocasionais durante a noite, mas conseguia dormir muito melhor. Ao fim de mais um período de três meses, seis meses depois do início do tratamento, as crises de asma cessaram por completo e jamais houve recaídas. Sua saúde era boa e ele conseguia dormir bem novamente.

Homem, 40 anos. Depois de um colapso nervoso ocorrido cinco anos antes, ele atravessava períodos de extrema tensão nervosa e crises depressivas. Desanimava-se com facilidade, sempre esperando que as coisas dessem errado. Sentia grande nervosismo, considerando que "tudo dependia dele". Prescreveu-se GENTIAN, para a depressão e o desânimo, e MIMULUS, para o nervosismo e a ansiedade. Ao fim de dois meses, informou-nos que sua vida estava agora bem mais radiante e que ele conseguia lidar com seus problemas.

Mulher, 51 anos. Estivera internada num hospital psiquiátrico em virtude de uma melancolia. Seu marido escreveu-nos dizendo que, embora seu estado tivesse melhorado desde que ela deixara o hospital, ainda sofria de depressões e ansiedade. Disse, ainda, que a esposa estava fraca, inapetente e que dormia mal. Prescreveu-se GENTIAN, para a depressão e a melancolia, ROCK ROSE, para seus medos, e HORNBEAM, para sua falta de vitalidade. Um mês depois, o marido tornou a escrever, contando que ela fizera grande progresso: estava muito mais forte fisicamente, já conseguindo realizar seu trabalho doméstico. Informou também que, embora ela não conseguisse concentrar-se totalmente, sua memória apresentava grande melhora; as depressões haviam diminuído e ela recuperara o apetite. Passado mais um mês, ele escreveu dizendo: "Ela voltou a ser a velha e alegre pessoa de sempre."

Homem, 72 anos. Major reformado. Sofrera de síndrome de Ménière quatorze anos antes de escrever-nos, tendo havido, porém, uma recuperação espontânea, de forma que os efeitos desapareceram por si. Agora a doença havia voltado e ele escreveu: "Tenho uma vida miserável. Não me arrisco a ir a parte alguma. No período entre os ataques, fico pensando que a doença se foi para sempre, mas quando ela volta, caio de novo nas profundezas. Acabei ficando com muito medo desses ataques." Prescreveu-se GENTIAN para o desalento, ASPEN para seu estado de apreensão e SCLERANTHUS para sua indecisão, característica inclusive bastante estranha à sua personalidade normal. Passado um mês, seu estado de espírito estava mais animado e sua aparência bem melhor. Teve uma ou duas ameaças de ataque que não se concretizaram. Pouco depois, ele voltou a escrever, contando que tanto os ataques como a tontura haviam cessado em definitivo. Contou que estava bem melhor de espírito e de aspecto, conseguindo sair de casa sem o medo de um ataque. Finalmente, disse ele, estava conseguindo tomar decisões outra vez.

Homem, 62 anos, cirurgião-dentista. Sofria de problemas digestivos havia mais de um ano, com a incidência de espasmos abdominais, flatulência e diarréia. Não conseguia acreditar que seu quadro não fosse grave, apesar das garantias em contrário fornecidas por seu médico. Tornou-se depressivo, preocupado e impaciente. Perdia peso em razão da constante preocupação e ficava imaginando o pior. Quando se sentia bem, era uma pessoa jovial, mas, quando deprimido, era como se estivesse à beira da morte. Não tinha dores depois que se alimentava, mas apenas muitos gases; apesar de tudo, dormia bem. Foi-lhe prescrito GENTIAN, para a dúvida e a depressão, e SCLERANTHUS, para sua instabilidade emocional, que o levava a passar rapidamente da alegria para a depressão. As primeiras notícias que enviou indicavam que ele se sentia muito melhor, recuperando parte de sua serenidade. A informação seguinte dizia que a flatulência diminuíra sensivelmente e que o paciente se sentia bem mais estável do ponto de vista emocional. Sua última carta indicava que ele se sentia muito bem. Não havia mais dor nem flatulência e, principalmente, desaparecera a ansiedade com respeito à saúde. Ele voltara ao normal, tanto física como emocionalmente.

Mulher, meia-idade. Caíra em desalento por conta de sua frágil saúde. Sofria de má circulação e tinha uma paroníquia no dedo médio da mão esquerda. Havia ocasiões em que se sentia ligeiramente melhor, mas depois ocorria uma recaída e ela tornava a cair em desânimo. Sua visão da vida era pessimista e seus pensamentos negativos e deprimidos. Prescreveu-se GENTIAN para a depressão e o desânimo, WHITE CHESTNUT para os pensamentos negativos e desagradáveis que circulavam o tempo todo pela sua mente, e CRAB APPLE como depurador da mente e do corpo. A paroníquia em breve desapareceu e a constipação apresentou grande melhora. Ela continuou tomando os Remédios por três meses. Ao visitar-nos depois desse período, afirmou sentir-se muito melhor consigo mesma. A constipação não representava mais um problema e ela começava a sentir, novamente, que a vida merecia ser vivida.

Mulher, 70 anos, casada. Morava com uma cunhada com a qual sentia total incompatibilidade. A paciente era, por natureza, uma pessoa animada e alegre, tornando-se, contudo, facilmente transtornada e desanimada se qualquer coisa não andasse bem. Quando a vimos pela primeira vez, ela havia literalmente desistido de tudo; perdera o interesse pela vida, faltando-lhe as energias para fazer um esforço em benefício próprio. Via a si mesma como uma inválida, tendo dificuldade para conseguir erguer-se de uma cadeira ou subir as escadas. Prescreveu-se GENTIAN para a depressão e o desânimo, WILD ROSE para sua falta de interesse pela vida e HORNBEAM para fortalecê-la. Quatro semanas depois, ela se mostrava disposta a caminhar pela casa e subir as escadas sozinha. Depois disso, melhorou ainda mais, no físico e na mente, para a alegria de todos que lhe estavam próximos. Estabeleceu um relacionamento amigável com a cunhada e viu-se novamente capaz de cumprir inteiramente com sua parte no serviço doméstico.

Capítulo 14

GORSE

Palavras-chave: Desânimo; desespero

O Remédio GORSE destina-se às pessoas que perderam todo o ânimo e sofrem de desânimo e desespero pelo fracasso dos muitos tratamentos a que recorreram no passado. É para aqueles que foram informados de que não há mais nada a fazer e que sentem, portanto, que deverão continuar carregando sua dor e seu sofrimento até o fim de seus dias. É para a pessoa que sente que é inútil tentar outro tratamento, mas que, apenas para satisfazer algum parente ou amigo, concorda em "tentar mais uma vez", embora, como o expressou certo paciente, "sei que não vai adiantar nada". GORSE também é útil em enfermidades prolongadas, sobretudo nos casos em que haja uma estagnação em seguida a um período de melhora. Possui grande eficácia, também, ao início do tratamento de qualquer caso crônico; ele proporciona, ao paciente, uma esperança de recuperação, o que constitui o primeiro passo para uma cura. O Remédio também deve ser usado nos casos em que o paciente está convencido de que alguma condição ou tendência hereditária o condenou a um sofrimento perpétuo. Com respeito às pessoas do tipo GORSE, o Dr. Bach afirmou: "São geralmente pálidas, de aparência um tanto sombria, muitas vezes com linhas escuras debaixo dos olhos. Sua aparência é de alguém que precisa de sol em suas vidas, para afastar as nuvens."

O aspecto positivo é encontrado nas pessoas dotadas de uma fé e de uma esperança positivas, além de uma certeza de que, no fim, conseguirão vencer todas as dificuldades. Não se deixam influenciar por uma condição física ou mental circunstancial nem pela opinião dos outros.

Casos Clínicos

Mulher, 52 anos, casada. Em sua entrevista, ela contou ter tido, durante toda a vida, uma inclinação para ver o lado negativo das coisas. Encontrava-se, então, num estado de total desalento; desistira de tentar ou mesmo de esperar uma recuperação de sua saúde. Como resultado dessa visão negativa, ela sofria, havia anos, de bronquite e resfriados. À noite, sobrevinha-lhe uma sensação de sufocamento acompanhada de uma tosse crônica; ela não conseguia dormir bem e geralmente despertava pela manhã com dor de cabeça. Já tentara todo tipo de cura da qual tinha conhecimento, sem resultados, tendo declarado, com toda a franqueza, que tinha pouca esperança de que os Remédios pudessem ajudá-la. Prescreveu-se GORSE, o Remédio básico, para sua desesperança, HORNBEAM para ajudá-la a recobrar as forças e conseguir dar conta de sua vida novamente. As primeiras notícias que enviou foram animadoras: ela contou que se sentia mais animada, menos deprimida e que já enxergava um raio de esperança. Melhorou da tosse e sentia-se menos fatigada. Tomou os mesmos Remédios nos dois meses seguintes. Escreveu, então, contando que estava bem mais otimista; a sensação de sufocamento havia desaparecido e ela não se sentia mais fatigada. Além disso, pela primeira vez em anos, estava dormindo bem. A tosse se mantinha, porém com uma incidência menos freqüente. Acrescentou-se VERVAIN aos Remédios originais, a fim de reduzir a tensão e a sensação de desgaste ocasionada pela necessidade de que ela se encarregasse do serviço doméstico, quer estivesse disposta a isso ou não. Tomou os Remédios por mais dois meses, quando voltou a escrever, dizendo: "Sinto-me uma pessoa completamente diferente desde que comecei a tomar os Remédios." Foi para o Canadá, onde prosseguiu com o tratamento por mais cinco meses. Escreveu uma vez mais, contando que se sentia bem, que a tosse finalmente havia desaparecido e que nenhum dos sintomas anteriores tornara a se manifestar.

Homem, 51 anos. Sofrera nos últimos vinte e cinco anos de uma psoríase nas pernas, acompanhada de irritação e escamaduras. Essa aflição, ocasionada por um período de ansiedade e preocupação, era motivo de grande tortura mental e de uma desesperança quanto à possibilidade de cura. A natureza do paciente era demasiado séria; embora dotado de senso de humor, não conseguia evitar um sentimento de desgosto devido à enfermidade. Era francamente cético quanto à possibilidade de uma cura, mas, a fim de agradar a esposa, concordou em consultar-se conosco. Prescreveu-se GORSE para sua extrema desesperança, devido à persistência e a longa duração da enfermidade, AGRIMONY, para combater a tortura mental ocasionada pela psoríase, e CRAB APPLE para o desgosto consigo próprio e como um depurador da mente e do corpo. Quatro semanas depois, ele escreveu dizendo: "Sinto-me melhor comigo mesmo e mais esperançoso. Minha pele está menos irritada do que em muito tempo, o volume de escamaduras é desprezível, enquanto as feridas estão diminuindo de tamanho." O tratamento prosseguiu por seis meses, ao fim dos quais ele pôde escrever: "Nunca me senti tão bem na vida. É quase impossível acreditar que eu tenha sido curado dessa situação tão prolongada. Estou melhorando a cada dia."

Homem, meia-idade. Era um autêntico pessimista, que nunca esperava muito da vida e que estava constantemente deprimido. Dez anos antes de consultar-se conosco, quando servia na Marinha, sofrera muito durante o inverno em razão de profundas rachaduras nas mãos e, no verão, de feridas na pele. Essa situação persistia desde essa época, deixando-o em estado de profundo abatimento e desesperança quanto à possibilidade de alguma cura. Prescreveu-se GORSE, o Remédio básico, para sua desesperança, e CRAB APPLE para limpar-lhe a mente e o corpo. Ele informou que, nos dois primeiros dias, ficou sonolento e apático, mas que, depois disso, passou a se sentir mais ativo e a adquirir vitalidade. As mãos começaram a se curar; porém, quando o tempo esfriou, houve uma recaída que o desencorajou. O tratamento prosseguiu por mais um mês, quando, então, ele informou estar com "um sentimento de bem-estar geral e uma mente muito mais ativa, além de minhas mãos estarem totalmente curadas". O tratamento prosseguiu por mais dois meses. Nenhum dos sintomas tornou a se manifestar.

Homem, meia-idade. Disse-nos que jamais se sentira verdadeiramente bem na vida. Sofria de uma série de pequenas enfermidades, além de dores de cabeça muito fortes que o perturbavam consideravelmente. Já tentara toda sorte de tratamentos, porém nada se mostrou eficaz. Disse-nos que só estava experimentando os Remédios de Bach para satisfazer os amigos, pois que, ele mesmo, tinha pouca esperança de cura. Prescreveu-se GORSE, o Remédio básico, para desânimo; acrescentou-se IMPATIENS para conter sua irritabilidade e seu estado de contrariedade. De início, o progresso foi lento; algumas semanas depois, ele informou-nos que as dores de cabeça, persistentes durante toda a sua vida, haviam desaparecido. Nos dois meses seguintes, seu progresso foi vagaroso, mas, depois disso, ele escreveu: "Adquiri um senso de humor e aproveito bastante a vida, tamanho é o bem-estar que sinto."

Homem, 50 anos. Sofria, ao longo dos anos, de uma dor torturante e de uma inchação na mão esquerda quase insuportável e que por vezes o invalidavam. O paciente se tornara deprimido e desanimado depois de tentar diversos tratamentos sem o menor êxito. Sob a insistência de um amigo, que também se beneficiara com os Remédios de Bach, consentiu em experimentá-los. Escreveu dizendo: "Não consigo dormir nada durante a noite, o que, às vezes, me deixa bastante deprimido." Prescreveu-se GORSE, o Remédio básico, para sua desesperança e por causa da longa duração de sua enfermidade. O paciente foi instruído a utilizar o Remédio tanto sob forma oral como na forma de uma loção com a qual deveria banhar a mão. Voltou a escrever, um mês depois, contando que se sentia melhor, que conseguia dormir novamente e que o inchaço da mão estava diminuindo. Prosseguiu com o tratamento e, passados mais dois meses, pôde escrever: "Sinto-me muito bem agora, graças ao vosso tratamento. Desapareceram o inchaço e toda a dor que eu sentia na mão." O tratamento prosseguiu por mais um mês, porém os sintomas jamais retornaram.

Homem, 59 anos. Contraíra uma séria pneumonia dupla, para a qual ministraram-lhe penicilina. O médico tinha pouca esperança em sua sobrevivência. Durante as crises, sua mulher lhe dava repetidas doses do Remédio RESCUE,* sendo que ele atravessou a crise e sobreviveu. Ao procurar-nos para tratamento, estava em situação bastante debilitada; seu coração fora supersolicitado e a respiração era ofegante. Ele tossia sangue, sentindo-se desesperado e desanimado. Prescreveu-se GORSE para o desespero e o desânimo e OLIVE para dar-lhe força e coragem depois de sua grave enfermidade. Em poucos dias já conseguia ficar sentado, durante uma hora de cada vez, aumentando-se esse período a cada dia. Toda a sua atitude se modificou. Disse que sabia, agora, que iria melhorar. Ganhava forças a

*** Para a descrição do Remédio RESCUE e Casos Clínicos, ver o capítulo 40.**

cada dia, sendo quase nulo o sangue presente na saliva. Prosseguiu com o tratamento durante quatro meses, período no qual obteve uma recuperação completa.

Homem, 63 anos. Sofria, desde quando sua memória podia alcançar, de um leve problema de sinusite, mas que se tornara cada vez pior nos dezoito meses anteriores. Cerca de nove meses antes de procurar-nos para tratamento, surgira uma trombose em sua perna esquerda, acarretando-lhe uma hospitalização de alguns meses. Ao solicitar nosso tratamento, encontrava-se acamado em casa, pois não conseguia andar. Disse que desde sua aposentadoria estava simplesmente despedaçado. Estava agora desanimado, tomado de desespero e cansado. Prescreveu-se GORSE, o Remédio básico, para o desespero e o desânimo. Em três semanas, ele informou-nos que se sentia decididamente melhor; dormia bem e o apetite havia retornado. Acrescentou-se GENTIAN ao Remédio original, a fim de encorajá-lo ainda mais, e, passado mais um mês, ele informou-nos que se sentia maravilhosamente bem. Já conseguia caminhar, embora seu joelho estivesse rígido, condição que pedia por uma fisioterapia. Três meses depois, estava muito bem, sentindo-se uma pessoa inteiramente renovada. Estava ansioso por retomar suas atividades, sendo seu desespero coisa do passado. A sinusite não o incomodou mais e seu joelho estava perfeito.

Nota: Observa-se, em cada um dos casos, que quando o paciente começa a se sentir mais animado e feliz, mais esperançoso e menos deprimido, o corpo responde prontamente, garantindo a cura. P.M.C.

Capítulo 15

HEATHER

Palavras-chave: Egocentrismo; preocupação consigo mesmo

As pessoas do tipo HEATHER estão sempre preocupadas consigo mesmas. Ocupam-se inteiramente com suas aflições, seus problemas e mesmo com as trivialidades de seu dia-a-dia. Gostam de contar aos outros suas dificuldades e de discuti-las sempre que possível. O tipo HEATHER fala de forma rápida e incessantemente, puxando sempre o tema da conversa para si. Eis uma típica observação acerca de uma pessoa do tipo HEATHER: "Ela tem de ser sempre o centro das atenções. Quando à mesa, procura sempre dirigir o assunto da conversa para ela ou para a sua casa. Seus netos fazem apostas quanto à rapidez com que ela irá conseguir voltar a conversa para si!" Outra pessoa escreveu: "Ela comenta com todo o mundo suas dificuldades e problemas." As pessoas do tipo HEATHER gostam de se chegar bem junto aos outros, falando-lhes bem de perto, razão pela qual o Dr. Bach chamava-as de "carrapatos". Seu excessivo egocentrismo suga a força e a vitalidade dos que lhes dão ouvidos, deixando estes completamente exauridos. É difícil livrar-se deles, pois tentam impedir de todo modo que as pessoas com quem conversam se despeçam. Uma vez que tais indivíduos sugam a vitalidade alheia a fim de garantir a própria vitalidade, não gostam de ficar sozinhos, tornando-se infelizes quando desacompanhados. É por isso que temem a solidão. Não sofrem de autopiedade; gostam, antes, de fazer tempestade em copo d'água. Não são bons ouvintes e têm pouco interesse nos problemas alheios. São o extremo oposto do tipo AGRIMONY, que procura sempre ocultar seus problemas sem nunca impô-los aos outros. As pessoas do tipo CENTAURY, facilmente influenciáveis, são as vítimas preferidas das pessoas do tipo HEATHER, uma vez que as primeiras não têm a força de vontade e nem a sabedoria de se levantar e afastar-se delas. O indivíduo do tipo HEATHER pode exaurir completamente as pessoas do tipo MIMULUS também, uma vez que estas são muito nervosas, faltando-lhes a coragem para dar um basta.

A descrição acima refere-se às pessoas do tipo HEATHER. Há ocasiões, entretanto, em que a maioria de nós sofre o mesmo estado mental; quando sentimos necessidade de falar de nós mesmos e de nossos problemas, mesmo sabendo que podemos estar aborrecendo nossos gentis ouvintes. Isso ocorre porque nós mesmos estamos exaustos e exageramos os nossos problemas, que parecem insuperáveis. O Remédio HEATHER restaura rapidamente a nossa vitalidade, restituindo-nos ao nosso estado normal.

Encontramos as qualidades positivas do tipo HEATHER no indivíduo altruísta e compreensivo, já cumulado de tanto sofrimento que tem grande disposição para ouvir e ajudar os outros. Essa pessoa é capaz de deixar as próprias dificuldades em segundo plano e deixar-se absorver pelos problemas dos outros. Ela não poupa esforços para ajudá-los.

Casos Clínicos

Trecho de carta da amiga de uma paciente: "No momento, ela está conosco. Parece terrivelmente ensimesmada e egoísta. A não ser por breves momentos, a conversa sempre gira ao redor dela mesma, falando incessantemente de seus padecimentos e dores. Hoje pela manhã, ela me contou, com todos os detalhes, que escreveu uma carta ontem à noite e que isso a cansou de tal forma que esperava passar o dia todo com dor de cabeça. Fechamos as cortinas de seu quarto, ela colocou uma venda sobre os olhos, mas sem que sentisse a mais leve dor de cabeça!" Quando nos encontramos com a paciente, esta forneceu-nos uma descrição detalhada de seus sintomas passados e presentes. Disse que levava uma vida muito solitária porque pouca gente ia visitá-la e, quando isso acontecia, nunca as pessoas se demoravam o suficiente para ouvir todos os seus problemas ou dedicar-lhe a simpatia de que necessitava. Prescreveu-se HEATHER, o Remédio básico, resultando numa melhora imediata durante as primeiras três semanas. Aos poucos, ela começou a se interessar pelas coisas a seu redor. Fez amizade com uma mulher bastante atarefada, à qual ela ajudava com os filhos, as compras e a casa. Sua saúde melhorou além do esperado e, um mês depois, já não sofria de nenhum incômodo.

Rapaz, 17 anos. Estava às vésperas de prestar seus exames para a universidade. Era um aluno brilhante, que gostava de estudar, tendo bom desempenho também no atletismo. Entretanto, durante o ano anterior, estivera constantemente preocupado consigo mesmo. Preocupava-se com os exames, com seu futuro e com sua saúde, chegando ao ponto de quase exaurir a família com seus problemas. Começou a apresentar taquicardia e insônia, além de uma necessidade de contar a todo mundo sobre seus problemas. Como conseqüência, começou a perder amigos. Prescreveu-se HEATHER, o Remédio básico, com resultados favoráveis. Ele se tornou mais descontraído, voltando a participar de torneios ciclísticos com os amigos que, por sua vez, apreciavam a companhia dele. Apesar dessas melhoras, continuava nervoso por causa dos exames que se aproximavam. Acrescentou-se MIMULUS ao Remédio básico, a fim de mitigar-lhe a ansiedade. Em duas semanas, ele informou que se sentia bem menos nervoso, além de estar dormindo melhor. As palpitações evidentemente desapareceram, pois ele não fez nenhuma menção do problema. Concluiu dizendo que tinha a certeza de que seria bem sucedido nos exames, o que de fato aconteceu.

Mulher, 65 anos. Era aposentada e estava completamente absorvida pelos próprios problemas. Não gostava de estar só e continuamente parecia estar prevendo algum desastre. Prescreveu-se HEATHER para a absorção em si mesma e ASPEN para seus medos de origem desconhecida. Ela tomou os Remédios por aproximadamente seis semanas. Informou-nos, então, que perdera não apenas essa ansiedade infundada como também a maioria de suas aflições imaginárias.

Homem, 57 anos. No ano anterior ao ano em que nos procurou, sofrera uma síncope nervosa e, apesar dos diversos tratamentos por que passara, não havia se recuperado. Estava sempre pronto a falar de seus vários problemas, fornecendo detalhes completos acerca de seu apetite anormal, de sua constipação, de suas hemorróidas e de sua fadiga física e mental. Prescreveu-se HEATHER, o Remédio básico, para a preocupação consigo mesmo, e OLIVE para a fadiga e a exaustão. Embora se sentisse melhor depois do primeiro mês, continuava bastante desesperançado com a possibilidade de cura. Acrescentou-se GORSE aos Remédios, a fim de corrigir esta disposição. O resultado foi imediato: o paciente se sentiu muito melhor e começou a trabalhar em regime de meio período. Repetiu-se a medicação, alterando-a de tempos em tempos de acordo com as mudanças de seu estado mental; o Remédio básico, HEATHER, entretanto, sempre era incluído. Seis meses depois, ele informou que estava completamente curado, sentindo-se muito agradecido.

Homem, 60 anos, jardineiro. Falava demais, sempre abusando dos ouvidos amigos que encontrava na rua, contando tudo a respeito de si, de suas aflições e de seu passado *ad nauseam*. Sugava a energia de quem quer que pudesse persuadir a escutá-lo. Embora morasse sozinho, preferia, e muito, estar o tempo todo na companhia de pessoas. Sofria de varizes, resfriados constantes e de uma erupção nas mãos. Prescreveu-se HEATHER, o Remédio básico, para a preocupação consigo mesmo. O paciente tomou o Remédio por um longo período. Verificou-se, posteriormente, grande melhora em seu estado físico, sendo, porém, mais notável a mudança de seu estado mental. Ele adquiriu interesse pelos problemas dos outros, oferecendo ajuda sob diversas formas. Tornou-se muito benquisto em sua cidadezinha.

Mulher, 59 anos, governanta. Falava incessantemente sobre um dos pensionistas da casa onde trabalhava. Sua atitude para com ele transformou-se em obsessão, levando-a a relatar o modo como o pensionista interferia em seu trabalho e, até mesmo, como procurava destruir as boas relações dela com o patrão. Cada vez que nos procurava, fazia um relatório detalhado de cada ocorrência, repetindo sempre as mesmas histórias. Tomada de profundo ressentimento, ela culpava o pensionista pela deterioração de sua saúde. Tinha uma ulceração crônica e dolorosa no calcanhar esquerdo, que lhe causava grande incômodo e que se recusava a desaparecer. Prescreveu-se HEATHER, o Remédio básico, para o excesso de preocupação consigo mesma, e WILLOW, para seu grande ressentimento. A paciente foi instruída a tomar a medicação sob forma oral e também como pomada para a úlcera. O tratamento estendeu-se por mais de um ano. Ao fim desse período, a úlcera desaparecera completamente sem nenhuma reincidência; a maior transformação, entretanto, ocorreu no seu interior. Ela se tornara uma pessoa das mais compreensivas e empáticas para com os pontos de vista alheios, além de livrar-se por completo de qualquer ressentimento.

Mulher, 48 anos, casada. Era uma mulher corpulenta que pesava cerca de oitenta quilos. Não parava de falar de seus problemas físicos, que eram muitos. Alguns deles: dor ao redor dos olhos; dor acima da testa; cãibras noturnas; crises freqüentes de coriza; espasmos e vômitos; feridas no nariz e nos lábios; acessos de febre e vários incômodos, numerosos demais para serem mencionados. Era dona de uma loja, tendo, portanto, uma platéia sob medida na sua clientela. Tinha medo da solidão, sentindo constante necessidade de estar na companhia de outras pessoas. Prescreveu-se HEATHER para essa compulsão de falar sobre si mesma, e CRAB APPLE para limpar-lhe a mente e o organismo. Depois de tomar os Remédios por seis meses, apresentou uma notável melhora de saúde. Perdeu peso e todas as suas aflições desapareceram. Descobriu, para sua grande surpresa, que o fato de não estar cercada de pessoas não fazia com que se sentisse solitária. Ela, na verdade, "dava um jeito em tudo", levando seus cães para longos passeios pelo campo.

Capítulo 16

HOLLY

Palavras-chave: Ódio; inveja; ciúme; desconfiança

Poderíamos considerar HOLLY como o mais importante de todos os Remédios, por se tratar do antídoto contra o ódio. O ódio, por sua vez, pode ser encarado como a causa fundamental de todas as dificuldades existentes na vida, por ser a antítese do amor, sendo o amor a força maior do mundo, porque Deus é amor. Encontramos o ódio por trás de todos os aspectos negativos do caráter humano. É impossível a incidência do medo, do ciúme, da intolerância e da depressão quando o indivíduo verdadeiramente ama e se sente amado, pois "o amor perfeito expulsa todo o medo". O ódio é a ausência de amor, tal como a escuridão é a ausência de luz. Ele aparta o indivíduo de Deus e dos homens. O ódio dá origem à insegurança, à agressividade, ao ciúme, à inveja e à desconfiança; produz mal-entendidos, sentimentos negativos e irados para com nosso semelhante, por ser contrário à Unidade do Ser. Disse o Dr. Bach: "O Remédio HOLLY protege-nos de tudo o que não seja o Amor Universal." O Dr. Bach fez também uma observação quanto à utilização empírica de HOLLY e de WILD OAT quando determinado caso não reagia satisfatoriamente aos Remédios prescritos: "Sempre que algum caso sugira a necessidade de diversos Remédios, ou que não responda ao tratamento, ministrar HOLLY ou WILD OAT e ficará óbvio quais outros Remédios são necessários. Em todos os casos em que o paciente é do tipo ativo e intenso, ministrar HOLLY. Nos pacientes do tipo fraco ou desanimado, ministrar WILD OAT."

Os aspectos positivos do tipo HOLLY aparecem nas pessoas capazes de dar sem pretender coisa alguma em troca; nas pessoas capazes de serem amorosas, tolerantes e alegres, mesmo que tenham perdido tudo; nas capazes de se alegrar ao ver os outros conquistarem os lugares a que têm direito. Essas pessoas conseguem suportar as contrariedades da vida com compreensão e tolerância.

Casos Clínicos

Menino, 3 anos. Sentia que a irmãzinha recém-nascida estava recebendo toda a atenção, restando a ele brincar sozinho. A fim de chamar a atenção, começou a beliscar e a empurrar a irmãzinha fazendo-a chorar. Ao ser repreendido, atirava-se ao chão, esperneando e berrando. Prescreveu-se HOLLY, o Remédio básico, para o ciúme do menino. Em poucas semanas, verificou-se uma mudança definitiva em seu comportamento e em suas atitudes com relação à irmã. Tornou-se tão feliz que a mãe precisava preveni-lo para não cantar alto demais e acordar o bebê.

Homem, 65 anos, viúvo, coronel reformado do Exército. Sete anos antes de o conhecermos, tivera um câncer na garganta, o qual, graças a uma cirurgia bem-sucedida, não havia reincidido até então. O coronel era muito dedicado à sua única filha. Embora gostasse do noivo dela, com o qual a jovem pretendia se casar brevemente, abominava a idéia de ser deixado sozinho. Acabou adoecendo. Com o intuito de jogar com a simpatia da filha, ele não se alimentava, queixando-se constantemente da garganta. Criou, também, uma ciumenta e intensa aversão ao futuro genro. Sua atitude era motivo de muito sofrimento para a filha, que ficou dividida entre a sua obrigação para com o pai e o seu amor pelo noivo. O pai se recusava a procurar um médico, pois temia que o câncer tivesse voltado. Foi encaminhado a nós para tratamento. Prescreveu-se HOLLY para sua atitude ciumenta contra o futuro genro e CHICORY para sua disposição possessiva com respeito à filha. Um mês depois, o noivo escreveu-nos dizendo: "O coronel fez grandes progressos. Ele agora participa conosco dos preparativos para o casamento. Está muito mais parecido ao que era antes. Alimenta-se melhor e exibiu uma recuperação notável em todos os sentidos." A filha disse que sua melhora era "simplesmente incrível". Prosseguiu-se com os Remédios por mais um mês. O coronel deu a mão da filha em casamento, desejando muitas felicidades ao jovem casal. Desde então, ele tem se alimentado bem, sem se queixar da garganta.

Homem, meia-idade. Ao procurar-nos para tratamento, apresentava uma forte erupção nos braços e nas mãos. Era uma pessoa cheia de ódio, de temperamento violento, e que se tornara deprimido e fatigado em seu trabalho, pelo qual nutria total aversão. Prescreveu-se HOLLY para o seu grande ódio, OLIVE para sua fadiga e falta de interesse, e CRAB APPLE para limpá-lo das toxinas do ódio que lhe causavam as erupções. Em dois meses, escreveu dizendo: "Estou muito melhor em todos os aspectos; durmo satisfatoriamente e recuperei meu interesse pelo trabalho. Tornei-me bem mais tolerante com meus colegas. As erupções desapareceram, embora, por vezes, uma pequena irritação se apresente." Um mês depois, ele escreveu contando que a irritação desaparecera por completo e que se sentia bem e normal.

O trecho a seguir é de uma carta que nos foi escrita por uma esposa com respeito ao marido: "Meu marido trabalhou como mergulhador em alto-mar por trinta anos. Ocupou-se de bombas e projéteis não detonados no porto de Plymouth durante a guerra. Está aposentado há sete anos. Esses mergulhadores de alto-mar ficam doentes por respirarem ar comprimido enquanto trabalham nas profundezas do oceano. Isso os torna duros e cruéis, como no caso de meu marido, que é, por natureza, um homem gentil e generoso. Agora ele fica em silêncio, atormentado pelo ódio. Não tem sentimentos de compaixão por ninguém que esteja em dificuldade ou doente. Obviamente, é um homem de grande coragem, mas está cheio de autopiedade, referindo-se a si mesmo, freqüentemente, como 'coitado de mim'. Sofre de claustrofobia e mantém todas as portas e janelas da casa abertas, até mesmo no inverno. Está sempre irrequieto, não consegue parar de se movimentar de um lado para outro e é muito anti-social." Prescreveu-se HOLLY para o ódio e dureza contrárias à sua natureza, CHICORY para sua autopiedade e MIMULUS para seu medo aos recintos fechados. Em seis meses, notou-se uma resposta excelente. Inicialmente, ele superou a claustrofobia, conseguindo permanecer em casa com as portas e as janelas fechadas. Tornou-se bem mais calmo e feliz, além de uma pessoa tão agradável que sua família finalmente escreveu dizendo: "Sua transformação foi tamanha que nós todos o estamos amando e adorando a sua companhia."

Mulher, 73 anos, viúva. Escreveu-nos dizendo: "Fico subitamente exausta, como se estivesse completamente vazia. Acho que isso acontece por causa de meus pensamentos reprováveis. Estou descontente, sem levar em consideração minhas bênçãos. Eu realmente odeio a minha vizinha, que tem uma vida tão feliz." Prescreveu-se HOLLY para que vencesse o ciúme e OLIVE para a fadiga. Dois meses depois, era uma mulher diferente. A fadiga desaparecera e ela escreveu contando: "Estou fazendo amizade com a minha vizinha. Descobri que ela é uma mulher muito boa e compreensiva."

Capítulo 17

HONEYSUCKLE

Palavras-chave: Tendência a viver no passado; nostalgia; saudade

Com respeito ao Remédio HONEYSUCKLE, o Dr. Bach escreveu: "Trata-se do medicamento para se remover da mente as penas e as dores do passado, para neutralizar todas as influências, todos os anseios e desejos do passado, devolvendo-nos ao presente. Viver no passado, enquanto estado mental, não é uma disposição que se limite aos idosos, embora seja mais do que natural que os pensamentos destes se voltem para as lembranças agradáveis dos anos passados, dos amigos e experiências de sua mocidade." Essa disposição também se manifesta nas crianças saudosas de suas casas durante os primeiros dias escolares ou longe da família, pois também elas vivem, então, no passado, embora um passado não tão recuado no tempo. Durante qualquer período de infortúnio, aborrecimento ou tristeza, a mente pode voltar-se para a lembrança de um amigo perdido ou para as ambições jamais satisfeitas. Em tais condições, o indivíduo poderá perder seu interesse pelo presente, deixando de fazer o mínimo esforço no sentido de enfrentar as dificuldades existentes; o corpo deve encarregar-se da luta travada no presente, enquanto a mente revive o passado, sem contribuir para o bem-estar do corpo. Cria-se, assim, um estado desarmonioso de semi-estagnação, ralentando definitivamente o fluxo das forças vitais. Um estado já classificado como "a condição da mulher de Lot" pois, enquanto a mente se volta para trás, acompanhada de medo, ansiedade ou tristeza, o corpo está sendo consumido pelo fogo do presente, mantendo-se petrificado com respeito à vida que está pela frente. Exemplo típico é a do soldado que, depois da guerra, sofria de nervosismo, depressão e pânico por não conseguir esquecer suas experiências na batalha de Creta. Outro exemplo é o da paciente que declarou: "Quando meu marido morreu, metade de mim morreu junto." O Remédio HONEYSUCKLE também é indicado para os casos de nostalgia. Certo paciente escreveu: "Mudamo-nos para outro bairro. Quisera nunca ter mudado! Descobri que eu era feliz lá onde morava." Verifica-se uma semelhança entre os tipos HONEYSUCKLE e CLEMATIS, pois nenhum deles se encontra totalmente no presente; o estado mental CLEMATIS é sonhador, com esperanças de um futuro mais promissor, enquanto o estado HONEYSUCKLE se volta para o passado, com uma visão pessimista tanto do presente como do futuro.

O aspecto positivo do tipo HONEYSUCKLE é claramente perceptível nas pessoas que guardam a lição das experiências do passado, permitindo, ao mesmo tempo, que a experiência em si abandone a sua mente.

Casos Clínicos

Mulher, 50 anos. Quando menina, seu pai, sempre que embriagado, ameaçava estrangulá-la e, desde então, ela sofria de um medo de asfixia e sufocamento. Com o início da menopausa, esses medos se intensificaram e ela começou a sentir a garganta fechar-se. Um exame de raios X não apontou nenhuma causa física para essa sensação. Embora sendo uma pessoa de natureza alegre e gentil, sentia um profundo ressentimento com relação ao pai. Prescreveu-se HONEYSUCKLE como Remédio básico, a fim de neutralizar as recordações da infância, HOLLY para o ressentimento com relação ao pai e ROCK ROSE para seu grande medo de uma asfixia. Em três semanas, já podia informar que conseguia engolir normalmente, tendo perdido aquela sensação de estar com uma faixa apertando-lhe a garganta. Dois meses depois, escreveu dizendo que não alimentava mais ressentimentos com relação ao pai, nem vivia mais nas desagradáveis recordações da infância; disse, todavia, que sua garganta não causava incômodo, a não ser quando se cansava em excesso.* Um mês depois, todos os sintomas haviam desaparecido, e uma amiga sua escreveu contando: "Nunca vi uma mudança tão radical em alguém em tão pouco tempo."

Mulher, meia-idade, viúva. O marido falecera três anos antes de ela nos procurar para tratamento. Depois de sua morte, começou a sofrer sérias crises periódicas de colite. Escreveu: "Estou muito deprimida e sinto uma falta enorme do meu marido. Acho que não me restou interesse algum pela vida." Prescreveu-se HONEYSUCKLE para seus pensamentos voltados para o passado e para sua perda de interesse no presente, além de STAR OF BETHLEHEM para neutralizar o choque pela morte do marido, embora esta tenha sido motivada por uma prolongada enfermidade. As primeiras notícias que enviou indicavam que estava menos deprimida e que a colite deixara de perturbá-la; ela parecia ter adquirido mais interesse pela vida, além de uma vitalidade maior. Continuou tornando os Remédios por mais três anos, quando voltou a escrever contando estar feliz e trabalhando; seu problema estomacal não apresentara recaídas.

Mulher, meia-idade, enfermeira. Ao procurar-nos para tratamento, encontrava-se muito cansada e deprimida. Gostava de seu trabalho, num hospital rural,

* O Dr. Bach costumava dizer: "Nunca se canse em excesso, nunca tome friagem e nunca fique com fome." Essas são condições que afetam o sistema psíquico, especialmente nas pessoas sob tratamento.

porém sofria de um catarro persistente havia anos. Durante sua conversa conosco, descobriu-se que, enquanto era estagiária no mesmo hospital, ficava muito nervosa quando os médicos faziam a ronda. Ela recordou que sempre tinha de assoar o nariz e limpar a garganta. Prescreveu-se HONEYSUCKLE, porque sentimos que a lembrança daqueles dias ainda se mantinha, apesar do fato de ela ser, então, uma enfermeira experiente, eficiente; acrescentou-se CRAB APPLE como um depurador da mente e do corpo. Para sua grande surpresa, o catarro, que fora classificado como crônico, desapareceu em três semanas, sem jamais tornar a incomodá-la.

Mulher, 40 anos, viúva. Três anos antes de procurar nosso tratamento, seu marido fora atropelado por um caminhão, ficando gravemente ferido. Ela cuidou dele até a morte. Pouco depois, ela própria sofreu uma queda e, embora não houvesse nenhum osso quebrado, uma de suas pernas continuava a doer. A dor parecia ser mais aguda sempre que seus pensamentos se voltavam para a agonia e a morte do marido. A paciente falou-nos de sua solidão, da grande falta que sentia do marido e das lembranças dos anos felizes passados juntos, que freqüentemente voltavam-lhe à mente. Estava deprimida, sofrendo de constantes dores de cabeça e dormindo com dificuldade. HONEYSUCKLE foi o Remédio indicado para o pensamento no passado, além de STAR OF BETHLEHEM para o choque prolongado pela morte do marido, e CHICORY para os efeitos da autopiedade. No mês seguinte, informou que se sentia muito melhor e que estava mais animada; a dor na perna também cedera bastante. Continuou com os Remédios por mais dois meses, ao fim dos quais escreveu contando que se sentia bem, que voltara a dormir bem, que não tinha mais dores de cabeça e que a perna não apresentava mais dor alguma. No ano seguinte, voltou a escrever contando que não houvera nenhuma recaída, sentindo-se muito feliz no seu novo casamento.

Homem, 46 anos. Sua profissão exigia longas horas de trabalho entediante mas leve. No ano anterior, tivera um fracasso nos negócios e, como ele mesmo afirmou, "a lembrança disso me volta constantemente". Estava cansado e deprimido, além de sofrer de indigestão. HONEYSUCKLE foi prescrito para as lembranças do passado, ao lado de GENTIAN para a depressão. A resposta aos Remédios foi positiva do ponto de vista emocional; entretanto o paciente se queixava de que eles lhe haviam causado uma erupção no peito. Era evidente que os Remédios estavam fazendo uma limpeza total no seu organismo. Acrescentou-se CRAB APPLE e a erupção desapareceu rapidamente. Passado um longo período de tempo, ele escreveu contando que nenhum dos sintomas voltara a se manifestar.

Homem, meia-idade, pessoa de natureza plácida. Contou-nos que perdeu a paciência uma única vez em seus quinze anos de vida conjugal. Queixava-se de agitação durante o sono e de ter sonhos perturbadores dos quais não conseguia se lembrar. O pouco de que se lembrava dizia respeito ao confinamento num recinto pequeno do qual ele lutava por evadir-se, experiência que fora realmente vivida por ele na infância. A situação se agravou pelo fato de o navio no qual servira durante a Guerra da Coréia ter sido atingido por uma bomba, sendo ele arremessado para o convés, ferindo-se gravemente. Prescreveu-se HONEYSUCKLE para ajudá-lo a esquecer os acontecimentos do passado. Seu Remédio básico era AGRIMONY, de modo que também este foi acrescentado. No mês seguinte, ele escreveu contando que já dormia melhor, tendo passado apenas três noites incômodas desde o início do tratamento. Passados outros dois meses, pôde escrever contando que se sentia bem; voltara a dormir profunda e tranqüilamente, sentindo-se perfeitamente feliz.

Mulher, 60 anos. Fora encaminhada para nós por um médico. Vivia inteiramente no passado, chorando e corroendo-se pelos parentes já falecidos. Falava incessantemente sobre eles e sobre os momentos felizes que haviam passado juntos. Prescreveu-se HONEYSUCKLE como Remédio básico. O efeito foi imediato e notável. A paciente recuperou-se completamente no prazo de uma semana.

Mulher, 40 anos. Nos anos anteriores, quando de visita à casa de parentes, fora chamada por duas vezes a socorrer alguém acometido de mal-estar repentino no meio da noite. Agora, ela achava que sempre que estivesse numa casa estranha iria acordar assustada e que, como conseqüência, demoraria a reconciliar o sono. Prescreveu-se HONEYSUCKLE, por considerar-se que seu medo era o que se poderia classificar como "medo de lembranças"; acrescentou-se MIMULUS para apaziguar qualquer medo real que pudesse assaltá-la. Em dois meses, ela escreveu dizendo: "Os Remédios tiveram um efeito excelente. Passei o Natal com parentes, sendo que já estive em visita um grande número de vezes desde então, tendo dormido bem todas as noites."

Capítulo 18

HORNBEAM

Palavras-chave: Cansaço; fadiga; exaustão física e mental

A fraqueza para a qual o Remédio HORNBEAM é prescrito constitui-se numa fadiga que, propriamente falando, pertence mais à mente do que ao corpo. Existem ocasiões em que o indivíduo é tomado pela dúvida quanto à suficiência de suas forças ou de sua habilidade para enfrentar a vida ou o trabalho, apesar de normalmente cumprir suas tarefas sem dificuldade. Nessas ocasiões, o Remédio HORNBEAM irá fortificá-lo física e mentalmente. Na convalescença, ele ajuda aqueles pacientes que põem em dúvida sua capacidade física para usar seus membros ou para andar; também ajuda aqueles que sentem não possuir suficiente energia mental para voltar ao trabalho. Na saúde, o medicamento dá "uma força" para os que se sentem enfraquecidos no corpo e na mente. Há aqueles que dizem: "Sinto mais cansaço quando me levanto pela manhã do que quando vou dormir", ou "Sinto, muitas vezes, que não consigo agüentar as coisas e as idéias com as quais tenho de lidar no momento". HORNBEAM é o Remédio para essas pessoas. Alguém já descreveu o medicamento, muito apropriadamente, como o "Remédio da segunda-feira de manhã"; na verdade, é o Remédio para a sensação de "dia seguinte". O estado mental do tipo HORNBEAM difere da fraqueza do tipo OLIVE, no sentido de que o segundo é resultante de grande sofrimento físico e mental ou da debilidade causada por alguma doença prolongada. O cansaço do tipo HORNBEAM, por outro lado, é um cansaço que freqüentemente se dissipa quando o indivíduo volta seu interesse para suas atividades normais, desviando de si próprio a atenção da mente.

O aspecto positivo do tipo HORNBEAM reflete-se naqueles que estão seguros quanto às próprias forças e capacidades, mesmo quando o trabalho a ser realizado pareça estar além de suas capacidades.

Casos Clínicos

Mulher, 53 anos, solteira. Era diretora de uma escola para meninas, trabalhando sob grande tensão. Despertava a cada manhã sentindo tamanho cansaço que lhe parecia impossível cumprir até o fim o seu dia de trabalho. Tão intensa era essa sensação que ela já andava considerando a possibilidade de abandonar o cargo. Seus olhos também causavam-lhe muito incômodo. Prescreveu-se HORNBEAM para a sensação de cansaço generalizado e SCLERANTHUS para ajudá-la a chegar a uma decisão definitiva, uma vez que esta estava contribuindo para seu desgaste emocional. A melhora foi rápida e definitiva. Ela informou-nos que se sentia bem menos fatigada e que o incômodo nos olhos havia cedido. Prosseguiu com o tratamento por três meses. Ao fim desse período, escreveu contando: "Estou me sentindo bem novamente, sendo que os olhos me incomodam apenas ocasionalmente. Sinto, outra vez, a energia e a capacidade para levar meu trabalho adiante, sem postergá-lo, como eu estava fazendo."

Mulher, 50 anos, casada. Tornara-se muito irritadiça e mal-humorada, sem saber se teria forças para cuidar da filha casada que esperava um filho para dali a duas semanas. Não se sentia capaz de enfrentar o trabalho extra exigido pela presença da filha. Normalmente, era uma mulher ativa e dinâmica; porém agora, embora ainda conseguisse cumprir com suas tarefas domésticas, a simples idéia desse trabalho já a deixava cansada. Apareceram-lhe também algumas feridas entre os dedos dos pés, rachaduras abertas que a afligiam consideravelmente. Prescreveu-se HORNBEAM para a fadiga da mente e do corpo e IMPATIENS para sua irritabilidade. Três semanas depois, escreveu dizendo: "O remédio fez milagres. Tornei-me uma pessoa diferente em poucos dias. O bebê nasceu e tudo transcorreu de forma alegre e tranqüila. Os dedos dos pés estão melhorando bastante." A paciente voltou a escrever, um mês depois, contando que estava realmente bem outra vez e que seus dedos estavam totalmente curados.

Homem, meia-idade, comandante da Real Força Aérea. Trabalhara em excesso, esforçando-se arduamente por vários anos. Agora ele acordava pela manhã sentindo que jamais seria capaz de enfrentar mais um dia de trabalho, embora, de alguma forma, sempre conseguisse fazê-lo. Sofria de varizes, o que dificultava que permanecesse em pé; indicaram-lhe uma cirurgia, mas ele quis experimentar primeiro os Remédios de Bach. Prescreveu-se HORNBEAM para dar-lhe força e vitalidade no trabalho; o mesmo medicamento também foi prescrito sob forma de uma loção com a qual deveria banhar as pernas. Seguiu o tratamento por algumas semanas, obtendo bons resultados. Agora, ao acordar pela manhã, sentia-se novamente disposto para enfrentar as tarefas do dia. Passados mais três meses de tratamento, descobriu que conseguia manter-se em pé por longos períodos sem desconforto, e que o inchaço das veias desaparecera quase por completo, para grande surpresa do cirurgião. Estava completamente curado, sem necessidade de operação alguma. Não houve recaídas.

Mulher, meia-idade, solteira. Afirmou estar sempre muito cansada. Ao despertar, todas as manhãs, sentia como se não conseguisse sair da cama e que jamais seria capaz de fazer seu trabalho doméstico. Seu sono era perturbado por pesadelos. No ano anterior, o trem no qual viajava sofrera um grande acidente e, embora não tivesse sofrido ferimentos, sofria muito pelo choque, tendo muito medo de trens. Embora já tivesse começado a se sentir cansada antes do acidente, acreditava que, se conseguisse superar a fadiga, todos os outros medos desapareceriam. Prescreveu-se HORNBEAM para a fadiga, STAR OF BETHLEHEM para o choque pelo acidente ferroviário e HONEYSUCKLE para neutralizar a lembrança do desastre. Os Remédios foram também preparados em forma de uma loção para ser aplicada em sua mão esquerda, que estava inchada e dolorida em razão de um acidente doméstico. Em um mês ela nos informava ter tomado um trem para Edimburgo e que, para sua grande surpresa, não se sentiu tão nervosa como esperava. Disse também que se sentia melhor e mais descansada. Os Remédios foram repetidos, acrescentando-se CRAB APPLE, por ela apresentar uma secreção no olho direito, sendo que um oftalmologista a informara de que somente uma operação poderia corrigir essa situação. As notícias que enviou a seguir foram bastante animadoras: o olho estava bem, tendo o oftalmologista afirmado não ser mais necessária a cirurgia. A dor na mão inicialmente se intensificara, tendo desaparecido por completo em seguida. A paciente estava curada e não houve reincidências.

Homem, 62 anos. Ele perdera o braço direito num acidente de trabalho. Andava dormindo mal nos últimos tempos, sentindo muita fraqueza e duvidando de sua capacidade de continuar trabalhando. Sofria também de indigestão e de uma depressão que, por vezes, atingia o nível de uma total desesperança. Prescreveu-se HORNBEAM para fortalecer-lhe a mente e o corpo, e GORSE para sua desesperança. A resposta foi rápida e notável. No primeiro mês, o paciente escreveu: "Sinto-me como antigamente. Meu apetite é bom, alimento-me bem e não sofro nenhum efeito colateral. Durmo bem e tranqüilamente a noite inteira."

Mulher, 29 anos, casada. Era bailarina profissional. Na época em que nos procurou, acordava a cada manhã sentindo grande cansaço físico e mental, sem saber se conseguiria cumprir seu extenuante dia de trabalho; estava começando a achar tudo aquilo algo além de suas capacidades. Sofria de prisão de ventre e de visceroptosis, que lhe causavam intensas dores após cada refeição. Como conseqüência, ficava sem se alimentar o maior tempo possível, o que contribuía para o seu cansaço e fraqueza. Tinha um medo anormal de ficar doente, porque, na infância, sua mãe se mostrava muito contrariada quando ela adoecia. Prescreveu-se HORNBEAM para sua mente e seu corpo cansados, MIMULUS para seu medo a doenças e GENTIAN para a depressão e o desespero. Nos dez primeiros dias do tratamento, a paciente começou a se sentir melhor. As dores que se seguiam às refeições já não se apresentavam com a mesma regularidade de antes, embora ela ainda precisasse se esforçar para enfrentar o dia-a-dia. Os Remédios foram repetidos e ela prosseguiu tomando-os por mais três meses. Seu quadro foi melhorando gradativamente. A prisão de ventre desapareceu e a evacuação se regularizou. A paciente viu-se completamente livre das dores depois das refeições. Continuou tomando os Remédios e, alguns meses mais tarde, escreveu: "Sinto-me maravilhosamente bem! Nada tenho de ruim para contar. Estou bem mais forte e cheia de vitalidade."

Mulher, 40 anos, viúva. Perdera o marido cerca de três anos e meio antes de nos procurar. Contou que, desde a morte dele, sentia-se fatigada de corpo e mente, mal conseguindo encarar cada dia que se iniciava. No ano anterior, sentira dores violentas no abdômen, dores que iam e vinham, chegando a durar seis semanas de cada vez. Recentemente, essas dores haviam começado a manifestar-se com uma freqüência cada vez maior, até que, finalmente, quando a paciente nos procurou, estava com uma séria colite acompanhada de diarréia. Ela contou que a dor começava antes que ela se levantasse pela manhã e que as dietas prescritas não tiveram efeito algum; agora tomava apenas líquidos, tendo perdido muito peso em razão da constante diarréia. Prescreveu-se HORNBEAM para dar-lhe forças, MIMULUS em virtude do medo às dores violentas e às diarréias, e SCLERANTHUS por ela ter dito ser incapaz de tomar uma decisão com respeito ao que quer que fosse. Um mês depois, ela contou: "Sinto-me bem mais animada e mais forte; todavia, a diarréia e as dores ainda estão presentes." Dois meses depois ela tornou a escrever, dizendo: "Estou me sentindo cada vez melhor. Já não estou nem de longe tão abatida e me sinto bem mais disposta a levantar pela manhã e dar início ao meu trabalho. Não houve dores nem diarréia no último mês." A paciente continuou tomando os Remédios por mais um mês, porém as dores e a diarréia não voltaram mais.

Capítulo 19

IMPATIENS

Palavras-chave: Impaciência; irritabilidade; tensão mental extrema

Este é o Remédio das pessoas dotadas de agilidade mental e de ação. É para aqueles que tomam decisões instantaneamente e que gostam de trabalhar sozinhos, por considerarem que a lerdeza dos outros poderá atrapalhá-los. Conseguem apreender rapidamente qualquer idéia ou assunto novos e, por vezes, poderão concluir a frase de outra pessoa se esta se mostrar lenta; podem, ainda, arrancar coisas das mãos dos outros se estes não forem rápidos o suficiente para o seu gosto. São pessoas ativas e nervosas; movimentam-se, comem e falam rapidamente. São inteligentes e intuitivas, boas e eficientes em tudo o que fazem. Tendem a ficar impacientes e, por vezes, irritadas com os que são menos ágeis do que elas, mas sua raiva se esvai com a mesma rapidez com que se deflagra. Quando esses indivíduos adoecem, nunca sentem que estão se recuperando com suficiente rapidez, tornando-se irritados e impacientes, tanto com a situação como com os que estão à sua volta. A tensão mental extrema normalmente se manifesta como tensão muscular e dor. O tipo IMPATIENS está propenso a sofrer acidentes; são pessoas capazes de atravessar uma rua sem prestar atenção ao tráfego e serem atingidas por um veículo, ou de saírem correndo às cegas ignorando os obstáculos em seu caminho. Dessa forma, elas se machucam em razão da própria impetuosidade. Quando de mau humor, tendem igualmente a ações bruscas, como ferir os dedos ao fechar uma porta ou se queimarem ao apanhar bruscamente uma chaleira fervente do fogão. IMPATIENS é um Remédio eficaz para todas as manifestações de dor ocasionadas por tensão, seja uma cãibra repentina, uma dor torturante ou qualquer outra condição espástica. O indivíduo do tipo IMPATIENS também pode sofrer de indigestão e de problemas correlatos advindos de sua natureza irritadiça, pois é um fato que o alimentar-se quando estamos emocionalmente perturbados ou nervosos afeta diretamente a digestão. O tipo IMPATIENS difere do tipo VERVAIN no sentido de que o segundo exaure a própria vitalidade pelo uso excessivo do esforço e da vontade, enquanto a pessoa do tipo IMPATIENS se exaure pela frustração e pelo esforço nervoso quando as coisas não caminham numa velocidade satisfatória. A pessoa do tipo IMPATIENS prefere trabalhar sozinha e desimpedida e, ao conseguir isso, jamais procura influenciar os outros, como o tipo VERVAIN por vezes o faz.

As qualidades positivas do tipo IMPATIENS são uma grande gentileza e simpatia para com os outros. São indivíduos capazes, decididos, intuitivos e brilhantes, cujas habilidades se situam bem acima da média. São, ao mesmo tempo, compreensivos e tolerantes com os que são mais lentos do que eles.

Casos Clínicos

O próprio Dr. Bach descobriu que esse Remédio tem uma ação bastante rápida. Obviamente, ele tinha um conhecimento e uma compreensão muito profunda dos Remédios e de suas possibilidades. Havia ocasiões em que tendia a se impacientar, quando os outros não eram tão rápidos como ele, demonstrando lentidão em acompanhar sua linha de raciocínio. Nessas ocasiões, sobrevinha-lhe uma reação física imediata, traduzida pelo aparecimento repentino de uma erupção vermelha, acompanhada de grande irritação. Dizia ele: "Como vêem, minha irritação com vocês é mais prejudicial para mim do que para vocês!" Uma dose de IMPATIENS já lhe restaurava o bom humor e, em pouco tempo, a erupção desaparecia.

Dos registros de casos de F. J. Wheeler, bacharel em medicina: "Mulher, 60 anos. Era uma pessoa que vivia constantemente apressada. Levou uma queda numa escada, tendo torcido bastante um tornozelo e levemente o outro. O tornozelo mais afetado ficou dolorido, enrijecido e inchado. IMPATIENS, o Remédio básico, foi prescrito tanto para uso interno como para aplicação na forma de loção. A paciente passou uma noite tranqüila, sem incômodos, sendo que no dia seguinte o tornozelo estava bem melhor. O tratamento prosseguiu até que o tornozelo não apresentasse mais sinal algum do acidente."

Mulher, 24 anos, casada e mãe. Sofria dores intensas a cada mês durante o período menstrual. Um exame na região pélvica revelou a existência de uma úlcera. Aconselharam-lhe uma cirurgia, indicando-lhe que voltasse dali a um mês para um novo exame. A paciente estava apavorada com a operação e, durante suas crises de dor, ficava histérica só de pensar nisso. Era, por natureza, uma pessoa capaz, ágil e eficiente, mas que se melindrava com as interferências e sugestões alheias. Prescreveu-se IMPATIENS, o Remédio básico, para sua natureza apressada e impaciente, ROCK ROSE para o pavor e o pânico, e STAR OF BETHLEHEM para o choque causado pela perspectiva de uma cirurgia. Ela tomou a medicação regularmente durante um mês. A menstruação seguinte foi branda, sendo acompanhada de muito pouca dor. Ao voltar para o segundo exame no hospital, o cirurgião ficou surpreso por não encontrar vestígio algum de úlcera; permanecia apenas uma cicatriz, indicando ter existido uma ulceração no local. Não foi preciso operá-la.

Mulher, 40 anos, casada. Era escritora e tinha três filhos. Sua natureza era ativa, impaciente e um tanto precipitada. Detestava desperdiçar energia ou dinheiro, aborrecendo-se com o tempo dedicado ao serviço doméstico, em que precisava afastar-se da escrita. Ao procurar-nos para tratamento, estava sofrendo de uma irritante erupção nos dedos e na palma das mãos. A erupção aparecia a cada primavera, sendo que, nesta ocasião, ela irrompera acompanhada de úlceras supurantes na palma das mãos. Ela se sentia suja, manifestando impaciência por curar-se. Os filhos haviam exigido muita atenção durante o inverno, o que contribuiu para aumentar sua tensão a ponto de causar-lhe insônia. Prescreveu-se IMPATIENS, o Remédio básico, para sua irritabilidade e tensão nervosa, além de CRAB APPLE como um depurador da mente e do corpo. Os Remédios foram também prescritos sob a forma de ungüento a ser aplicado nas mãos antes de colocar-se a bandagem. Os efeitos foram notáveis e rápidos. No primeiro mês, ela escreveu contando que suas mãos estavam curadas, com exceção de um dedo; que já dormia melhor e que conseguia trabalhar novamente. Um mês depois, ela já pôde informar que estava completamente curada da erupção; sentia-se muito melhor e não andava mais irritada ou contrariada com os filhos. Agora, segundo suas palavras, eles formavam uma família feliz.

Mulher, 69 anos. Era impaciente e ativa por natureza. Ao procurar-nos para tratamento, estava aguardando um chamado para submeter-se a uma cirurgia num hospital. Embora tivesse estado sob tensão e manifestasse cansaço, disse não ter medo da operação. Prescreveu-se IMPATIENS como Remédio básico, HORNBEAM para fortalecê-la e MIMULUS por termos percebido que, apesar de sua afirmativa em contrário, havia um certo medo da cirurgia. Suas primeiras notícias eram de que se sentia surpreendentemente bem, estando muito mais esperançosa quanto ao futuro. Continuou tomando os Remédios até internar-se no hospital. A cirurgia foi um êxito, exigindo um mínimo de sedativos. A paciente conseguiu dormir todas as noites sem tomar comprimidos e, embora esperasse sofrer com a primeira evacuação, esta se deu de maneira tranqüila e cômoda. A última carta endereçada a nós dizia: "Tudo está muito bem comigo."

Mulher, 29 anos, solteira. Era secretária, estando empregada na mesma companhia havia nove anos. Era normalmente uma pessoa alegre e cheia de vida, ágil e brilhante, porém com uma tendência a se impacientar com os outros. Gostava de seu trabalho, mas afirmou que nos últimos tempos seu chefe estava começando a persegui-la. Ficava o tempo todo perguntando a ela se deixara as coisas em ordem, se as outras secretárias estavam cumprindo suas tarefas, se ela não poderia trabalhar mais e coisas do gênero. A crítica era injusta e desnecessária, levando a mulher a um estado de grande irritação e impaciência. Sentia-se cansada, sem conseguir concentrar-se no trabalho. Este, por sua vez, era importante para ela, uma vez que a paciente provinha o próprio sustento. Prescreveu-se IMPATIENS como Remédio básico, em razão de sua natureza apressada e impaciente, além de HORNBEAM a fim de fortalecê-la fisicamente, permitindo-lhe vencer as dificuldades. Em duas semanas, ela já pôde escrever: "Sinto-me mais tranqüila e muito feliz, porque estava, realmente, muito aborrecida." Prosseguiu tomando a medicação por mais um mês. Ao fim desse período, contou que se sentia novamente no seu normal, conseguindo ouvir as reclamações de seu chefe sem retrucar e mesmo sem ficar irritada.

Trecho da carta enviada por um paciente a quem havíamos receitado IMPATIENS: "Tendo tomado o Remédio IMPATIENS para minha irritabilidade por mais de uma semana, sinto-me feliz em contar que não estou mais tão irritado como antes, apesar de a causa da irritação permanecer inalterada, qual seja, problemas familiares."

Capítulo 20

LARCH

Palavras-chave: Falta de confiança; antecipação do fracasso; desânimo

LARCH é o Remédio para aqueles que não possuem confiança em si próprios ou na própria capacidade; para os que não procuram fazer coisa alguma por estarem certos de seu fracasso. As pessoas do tipo LARCH não são de se amedrontar, como as do tipo MIMULUS; elas simplesmente estão convencidas de que não podem fazer as coisas tão bem quanto os outros. O que é uma lástima, porque o indivíduo do tipo LARCH é tão apto e capaz quanto qualquer outro, sendo, freqüentemente, superior. Eis um trecho da carta de uma típica pessoa do tipo LARCH: "Vocês se lembram de terem sugerido LARCH para a minha falta de autoconfiança no grupo de teatro? Isso me ajudou muito, não apenas nesse âmbito como em muitos outros. Percebo em mim uma determinação muito maior, estando convencido, agora, de que sou capaz de fazer aquilo que me propuser a fazer. Minha atitude para com meus textos passou por uma grande mudança. Nunca me senti tão determinado antes." A incapacidade até mesmo de fazer uma tentativa resulta em grande desânimo para o tipo LARCH, como no caso do indivíduo que escreveu: "Sei que jamais serei um sucesso, de forma que nem me proponho a tentar. Sinto-me inferior aos outros, o que me leva a perder a esperança." Há uma certa falsa modéstia na admiração demonstrada pela pessoa do tipo LARCH perante o êxito dos outros; ela os elogia e os admira sem inveja ou ciúme. Como nas palavras de um paciente que escreveu: "Freqüentemente me pergunto por que eu não poderia ser como algum outro ou fazer as coisas como esse outro faz. Não se trata de inveja de minha parte, mas apenas de uma espécie de melancolia." É nesse ponto que reside a diferença do estado mental HOLLY, que se baseia no ciúme e na inveja pelo êxito alheio, e do estado WILLOW, que é amargurado e ressentido perante qualquer fracasso. Shakespeare retratou com perfeição o tipo LARCH ao escrever: "Nossas dúvidas são traidores que nos fazem perder a felicidade que poderíamos alcançar, pelo medo de nos arriscar."

Os aspectos positivos da personalidade do tipo LARCH refletem-se na pessoa que está disposta a mergulhar na vida, a correr riscos sem jamais se desencorajar em função dos resultados. Esse indivíduo sabe que, se fracassou, não foi por ter deixado de dar o melhor de si. Tal indivíduo desconhece o significado das palavras "não posso".

Casos Clínicos

Homem, 50 anos. Era uma pessoa tímida desde a infância. Gostava de ficar sozinho por não se considerar capaz de fazer as coisas tão bem quanto os garotos da sua idade. Cinco anos antes de escrever-nos, sofrera uma síncope nervosa. Agora, na meia-idade, sentia-se um fracasso. Prescreveu-se LARCH, o Remédio básico, para sua falta de confiança, e MIMULUS para seu temor ao fracasso. Passados dois meses, ele escreveu: "Posso dizer com honestidade que me sinto bem melhor do que quando lhes escrevi pela primeira vez. Tenho agora entusiasmo pela vida, algo que nunca havia sentido antes e, além disso, estou procurando fazer muitas coisas que sempre tive vontade de fazer."

Menino, 9 anos. Sentia-se muito infeliz na escola. Faltava-lhe confiança em tudo o que tentava fazer, preocupando-se e ficando tenso diante das coisas mais simples, por considerar-se incapaz de enfrentá-las. Tinha medo das aulas de natação por não se considerar tão bom quanto seus colegas. Por esse motivo, nunca queria sair de casa às terças-feiras, o dia das aulas. Quando seu avô morreu, ficou muito abalado emocionalmente, por sentir que havia perdido a compreensão e o apoio. Prescreveu-se LARCH, o Remédio básico, para sua falta de confiança, MIMULUS para seu medo e nervosismo e STAR OF BETHLEHEM para o choque provocado pela morte do avô. Em um mês, sua mãe escreveu contando: "Vocês não fazem idéia do quanto ele está mudado. Agora ele adora nadar e mal pode esperar pela terça-feira para ter suas aulas. Está muito feliz na escola também."

É preciso ressaltar que as crianças respondem com grande rapidez aos Remédios e, normalmente, com excelentes resultados. Elas não opõem resistência à ajuda que os Remédios podem oferecer nem racionalizam a esse respeito. As crianças simplesmente querem ficar bem e felizes. Não haverá uma importante lição nessa atitude?

Mulher, meia-idade. Nunca alcançara a plenitude do sucesso de que era capaz, por contar, desde a infância, com falta de confiança em si mesma. Permanecera sempre numa posição subalterna como conseqüência de sua incapacidade para tomar iniciativas ou assumir responsabilidades. Quando nos procurou, sofria de um enrijecimento nas costas e se cansava com muita facilidade. Essa condição era crônica, tendo o tratamento se estendido por um longo período, até que, finalmente, ela se viu livre de seus incômodos. Os Remédios prescritos durante esse tempo foram os seguintes: inicialmente LARCH, durante alguns meses, até que sua confiança se fortalecesse a ponto de levá-la a romper com sua posição de subordinada. Encontrou um novo trabalho, que requeria iniciativa e espírito empreendedor, exigindo que tomasse suas próprias decisões. Prescreveu-se, então, OLIVE, porque no início de seu novo trabalho ela se sentiu exausta; acrescentou-se WHITE CHESTNUT por ela demonstrar preocupação com relação ao trabalho. O progresso continuou lento mas seguro. Finalmente, pôde informar que estava bem novamente, tendo conquistado o respeito e a admiração dos colegas.

Homem, 35 anos. Nos últimos oito anos, estivera tentando passar nos exames finais de medicina. Fazia os exames três ou quatro vezes por ano, sendo sempre reprovado. Disse ele: "Sei que é por puro nervosismo. A matéria eu conheço muito bem." Na última vez que foi a Londres para tentar o exame, recebeu LARCH para a falta de confiança em si mesmo e MIMULUS para o medo de ser reprovado. Tomou os Remédios nos dois dias que antecederam aos exames e mesmo durante as provas. Finalmente, foi aprovado.

Mulher, 76 anos, viúva. Levara uma queda violenta, na qual feriu o rosto, cortou os lábios e torceu o tornozelo; o dano no tornozelo reativou uma antiga artrite dorsal. O acidente ocorrera três semanas antes de ela nos procurar para tratamento. Contou, durante nossa conversa, que havia perdido a confiança na própria capacidade de caminhar com segurança, sem conseguir encarar a idéia de tomar um ônibus ou mesmo de sair de casa. Disse então: "Não é que eu tenha medo, mas perdi a confiança; se é que vocês conseguem perceber a diferença." Prescreveu-se LARCH a fim de restaurar-lhe a autoconfiança, acrescentando-se STAR OF BETHLEHEM para neutralizar quaisquer efeitos remanescentes do choque. Um mês depois, tornou a escrever contando que estava se sentindo novamente em forma, tendo reconquistado por inteiro a confiança em si. Além disso, um problema brônquico que a havia incomodado no último ano desaparecera por completo, para sua grande surpresa.

Rapaz, 16 anos. Não tinha a menor confiança em si mesmo. Contou-nos que o pai o criticava constantemente, dizendo que ele era um inútil e que jamais iria "subir na vida". Pior ainda, o pai costumava fazer essas desencorajadoras observações na frente dos outros. O rapaz, conseqüentemente, não tinha iniciativa de fazer coisa alguma, nem sequer as coisas que poderia fazer com facilidade. Era acanhado na presença de outras pessoas, além de tímido com as garotas nas festas e nos bailes. Prescreveu-se LARCH para sua falta de confiança e MIMULUS para seu medo e nervosismo. A resposta foi imediata e positiva. Durante o primeiro mês, escreveu-nos contando: "Os Remédios fizeram maravilhas. Estou muito mais confiante e com as idéias mais claras do que antes. Consigo me divertir nas festas e, às vezes, tenho até umas tiradas filosóficas!"

Homem, meia-idade, vigário. Cinco anos antes de nos procurar, tivera uma síncope nervosa e sentia que jamais conseguiria recuperar sua autoconfiança. Constantemente se reportava a um incidente de infância, que, segundo ele, estava tão vivo na sua imaginação a ponto de destruir a pouca confiança que lhe restava. Sofria de depressões tão profundas que, por vezes, nem ousava pregar em sua igreja, deixando o encargo sob responsabilidade do cura. Prescreveu-se LARCH para sua falta de autoconfiança, HONEYSUCKLE para ajudá-lo a esquecer o passado e GENTIAN para a depressão e o desencorajamento. Passados três meses, informou-nos que estava se sentindo novamente bem, tendo se libertado do incidente obsessivo da infância. Reassumiu seus deveres perante sua igreja e sua congregação com alegria e entusiasmo.

Capítulo 21

MIMULUS

Palavras-chave: Medo ou ansiedade de origem *conhecida*

O medo do tipo MIMULUS é menos agudo do que o pânico total do tipo ROCK ROSE, tendo sempre motivos conhecidos. A maioria de nós tem algum medo arraigado; embora seja difícil vencê-lo, daríamos tudo para nos ver livres dele. Esses temores abrangem desde o medo infantil da escuridão ao medo de envelhecer, o medo da dor, da doença e da própria morte. São esses os medos do tipo MIMULUS que o Remédio felizmente pode curar de uma vez por todas. As pessoas do tipo MIMULUS normalmente são tímidas e reservadas, tendendo a ocultar as próprias ansiedades. Ocasionalmente, podem ficar mudas de pavor ao subir num palco; podem, ainda, tagarelar procurando esconder seu nervosismo. Ruborizam-se facilmente, podendo ainda balbuciar ou gaguejar. Quando doentes, chegam a evitar qualquer movimento com receio de que a dor se acentue. Por vezes, ficam remoendo a idéia de que uma enfermidade poderá custar-lhes o emprego em razão do seu período de ausência obrigatória. Quando convalescentes, temem exercitar algum membro machucado ou de se levantar do leito depois de uma cirurgia; agindo assim, eles normalmente retardam a própria recuperação.

O aspecto positivo da pessoa do tipo MIMULUS pode ser encontrado naqueles que conseguem enfrentar todos os desafios e dificuldades da vida com equanimidade e bom humor, receando apenas aquilo que não compreendem, de que não gostam ou que lhes causa aversão. O entendimento e a coragem são as grandes qualidades positivas do tipo MIMULUS.

Casos Clínicos

Menino, 8 anos. Jamais fora uma criança forte, sofrendo, desde o nascimento, de um eczema acompanhado de coceira em volta dos joelhos, de falta de ar e de uma apatia generalizada. Tinha medo de ir ao cinema e não gostava que lessem histórias para ele, com medo de que terminassem mal. Tinha muito medo de dormir sozinho e raramente passava uma noite inteira dormindo direto. Prescreveu-se MIMULUS, o Remédio básico, para seus medos e ansiedades, e CLEMATIS para sua condição apática. Um mês depois, sua mãe escreveu contando que houve uma pequena melhora; o eczema regredira ligeiramente, mas o menino ainda tinha dificuldade para dormir. No mês seguinte, ela tornou a escrever, contando: "O Philip está muito melhor em todos os sentidos. Ele agora dorme a noite inteira e está num quarto sozinho, coisa que jamais teria conseguido antes." Por fim, em suas últimas notícias, enviadas três meses depois, ela contou que o filho estava mais ativo, tendo se libertado de quaisquer temores; o eczema também desaparecera por completo.

Menino, 9 anos. Sua mãe escreveu: "Ele tem medo da professora na escola, sendo que o trabalho escolar lhe é muito difícil. Ele se aborrece com isso. É um menino muito sensível e de bom coração, porém muito forte e masculino. Sua terrível ansiedade com respeito à escola tem dificultado o seu sono." Prescreveu-se MIMULUS para o medo do menino à professora e AGRIMONY para o tormento mental e a preocupação com os deveres escolares. Depois do primeiro mês, a mãe escreveu contando que o menino perdera esses medos, voltando a dormir tranqüilamente. Tornou-se bem mais independente, dizendo, em diversas ocasiões: "Posso fazer isto sozinho." Antes, era grande a sua dependência em relação à mãe, à qual era bastante apegado.

Menino, 6 anos. Tinha muito medo de escuro e de subir as escadas sozinho à noite. Insistia em que houvesse sempre uma luz acesa em seu quarto e que a porta permanecesse entreaberta. Durante o dia, demonstrava grande energia, sem conseguir parar quieto; na hora de dormir, estava completamente exausto. Tinha pouco apetite. Prescreveu-se MIMULUS para seu medo à escuridão e VERVAIN para seu excesso de energia e incapacidade de aquietar-se. As primeiras notícias, enviadas três semanas depois, davam conta de que ele se alimentava melhor e que se mostrava menos exausto à noite. Passados mais dois meses, a mãe escreveu contando que ele não tinha mais medo do escuro; na verdade, até gostava que se apagasse a luz na hora de dormir.

Mulher, 29 anos, solteira. Sofria de artrite no pulso esquerdo, que estivera engessado nos dois meses anteriores, razão pela qual precisara desistir de seu trabalho numa fazenda. Estava deprimida e irritada ao procurar-nos. Durante toda sua vida, fora uma pessoa que se aborrecia em excesso, nervosa, tímida e por demais preocupada com o que os outros pudessem pensar a seu respeito. Prescreveu-se MIMULUS para seu nervosismo, seu medo e sua timidez, IMPATIENS para sua irritabilidade e GENTIAN para sua depressão e atitude desencorajada. As primeiras notícias que enviou indicavam não ter havido mudança alguma em seu pulso, mas ela dizia que se sentia muito melhor, sendo que a dor de cabeça, que normalmente acompanhava seu período menstrual, havia desaparecido. A paciente não mencionara a dor de cabeça em sua visita inicial, mas estava "assombrada" por se ver livre dela. Os mesmos Remédios foram repetidos e, quatro semanas depois, ela escreveu contando que se sentia uma pessoa diferente, enquanto o pulso apresentava sinais de melhora. Contou ter menos aborrecimentos e maiores alegrias do que em muitos meses. Os Remédios foram repetidos; ela novamente informou que houve uma melhora no pulso e uma total ausência de dores de cabeça durante o período menstrual. A carta seguinte enviada a nós informava a ocorrência de uma grande recaída, com a volta de todos os seus sintomas. O homem com o qual a paciente esperava se casar havia se casado com outra mulher. Prescreveu-se MIMULUS, o Remédio básico, novamente; acrescentou-se STAR OF BETHLEHEM para o choque e WILLOW para seu ressentimento pelo ex-noivo. Em um mês, apresentou uma melhora substancial. O pulso ainda estava enrijecido, porém indolor. Com base em sua carta, repetiu-se a prescrição original, o que acarretou uma melhora definitiva do pulso, enquanto a paciente se sentia muito menos propensa a se aborrecer. Prosseguiu-se com o mesmo tratamento por mais três meses. Ela, então, escreveu dizendo: "O gesso foi removido de meu pulso. Freqüentemente, chego a esquecer que já houve algum problema com ele alguma vez. Não estou mais nervosa e não tive uma única dor de cabeça durante todo esse tempo. Não me preocupo mais com o que os outros dizem a meu respeito."

Menino, 7 anos. Acabara de ingressar na escola, demonstrando grande nervosismo. Não dormia bem, queixando-se, a cada manhã, de dor de estômago, de modo que não comia nada no café da manhã. Tampouco conseguia almoçar na escola, pois ficava nervoso ao comer na presença de estranhos. Quando o conhecemos, estava pálido, apático e perdia peso. Prescreveu-se MIMULUS como Remédio básico, e no espaço de um mês ele já dormia melhor. Agora não apenas comia no café da manhã como também no almoço da escola, começando a ganhar peso. O mais importante, contou a mãe numa carta, era que o menino estava gostando da escola, tendo dito: "Eu agora me sinto corajoso como um leão."

Mulher, 53 anos, casada. Morava havia três anos numa cidade movimentada, sendo que agora não conseguia dormir em razão do barulho do tráfego. Esse barulho a amedrontava, sendo que, depois de trabalhar o dia inteiro, tinha horror de voltar para casa e enfrentar tudo de novo. Estava muito abatida, sofrendo de dores de cabeça pela manhã e de um catarro crônico que lhe entupia as vias nasais. Prescreveu-se MIMULUS para o medo do barulho, CRAB APPLE como depurador do organismo e HORNBEAM para fortalecê-la. Passado um mês, ela escreveu contando que não se sentia nem de longe tão cansada, que dormia melhor, mas que o catarro persistia. Repetiu-se a medicação por mais dois meses. Ela voltou a escrever, contando que agora a fadiga havia passado por completo, enquanto ela conseguia fazer o dobro do trabalho que fazia normalmente; perdera seu medo ao barulho e o catarro desaparecera quase por completo. No mês seguinte, tornou a escrever, contando que agora o catarro desaparecera totalmente; seu sono era bom e não havia mais aquele horror ao barulho.

Menino, 13 anos. Sofria de enuresia crônica e dormia bastante. Tinha um temperamento alegre e descontraído, mas seu pai, um severo disciplinador, contribuía para o nervosismo do rapaz. Prescreveu-se MIMULUS para o medo ao pai e AGRIMONY para sua atitude de ocultar o próprio tormento mental. Durante as três primeiras semanas de tratamento, molhou a cama uma única vez. Quatro meses depois, sua mãe escreveu: "Ocorreu uma melhora maravilhosa. Ele não molha mais a cama e está se posicionando perante o pai."

Mulher, 45 anos. Era uma mulher de negócios, cuja ocupação exigia que permanecesse longas horas em pé, sendo que estava sofrendo de varizes. Perdera a confiança em si mesma, temendo não ser capaz de prosseguir com seu trabalho.

Escreveu-nos dizendo: "Tenho um temperamento nervoso e sou tímida por natureza." Prescreveu-se MIMULUS, o Remédio básico, para seu nervosismo, e LARCH para sua pouca autoconfiança. As primeiras notícias que enviou foram animadoras: disse estar sentindo muito mais confiança em si mesma, que as varizes apresentavam melhora e que a dor havia passado. Passados dois meses, ela tornou a escrever, contando que sentia uma grande confiança em si mesma e na própria capacidade, além de estar muito menos nervosa e raramente lembrar-se de suas varizes.

Capítulo 22

MUSTARD

Palavras-chave: Depressão profunda, melancolia, tristeza

"Esse Remédio afasta a tristeza, trazendo alegria para a vida", escreveu o Dr. Bach. O estado de ânimo do tipo MUSTARD caracteriza-se por uma depressão violenta, uma melancolia quase desesperada e desalentadora, capaz de abater-se sobre o indivíduo sem nenhum motivo aparente. Pode desaparecer de modo tão repentino como apareceu, mas, enquanto se mantém, ela envolve a pessoa como uma nuvem negra que encobre todo o prazer e a alegria de viver. Trata-se de uma depressão de natureza tão grave que tira o interesse pela rotina diária da vida. O indivíduo se vê incapaz de se sentir feliz, alegre ou mesmo normal em suas cogitações, pois todos os seus pensamentos se voltam para ele mesmo. O quadro torna-se ainda mais aflitivo pela impossibilidade de a pessoa se libertar dele antes que tal estado se dissipe por conta própria e, também, porque parece não haver explicação alguma para o seu aparecimento ou para o seu desaparecimento. Como escreveu um paciente: "É como se uma nuvem descesse sobre o meu espírito sem o menor motivo. Ela permanece ali, por um ou dois dias, e, depois, subitamente se esvai; é divino voltar a enxergar a luz. Estou começando a ter horror a esse estado, seja lá o que ele for." Outro paciente escreveu: "Estou envolto numa terrível depressão, sentindo muita dor de cabeça. Não consigo pensar em nada que possa me alegrar; nada parece valer a pena." Esse estado mental difere da dúvida e do desânimo do tipo GENTIAN e da desesperança do tipo GORSE, pois em ambas essas situações a pessoa conhece o motivo do seu padecimento. O motivo da melancolia do tipo MUSTARD jamais é conhecido.

Encontramos o aspecto positivo do tipo MUSTARD nas pessoas dotadas de uma inabalável e indestrutível serenidade interior. Tais pessoas são inteiramente capazes de neutralizar o efeito de qualquer ataque de melancolia ou depressão através de sua estabilidade, alegria e paz interiores.

Mulher, 50 anos, casada. Vivia numa bela residência com seus dois filhos já adultos, ambos homens muito bem sucedidos. Sofria, em algumas ocasiões ao longo de toda sua vida, profundas crises depressivas sem nenhum motivo aparente. As crises sobrevinham-lhe repentinamente, sem nenhum aviso, desaparecendo da mesma forma repentina. Enquanto esse estado se mantinha, parecia-lhe uma longa noite de trevas. Perdia o interesse por tudo, sem conseguir enxergar nada de belo ou vibrante à sua volta. Ela ansiava por superar essas depressões, pois tinha muitos afazeres, sentindo-se um tanto envergonhada por não cumpri-los. Prescreveu-se MUSTARD, o Remédio básico. Durante os dois primeiros meses, a paciente sofreu uma única crise, tendo esta durado apenas um dia. Ela prosseguiu tomando o Remédio por muitos meses, dizendo: "É só para me certificar de que estou forte o bastante para vencer a depressão." A paciente não acusou a ocorrência de nenhuma outra crise.

Mulher, meia-idade, solteira. Trabalhava num hospital bastante movimentado, mas fora forçada a se demitir, pois sofria de depressões tão profundas que a impossibilitavam de prosseguir trabalhando. De início, imaginou tratar-se de um cansaço excessivo, porém gostava de seu trabalho e o motivo não parecia ser este; não havia, afinal, o menor motivo aparente para as depressões. O descanso que ela imaginava poder ajudá-la apenas agravava esse estado depressivo, criando uma ansiedade com respeito à sua situação financeira. A paciente contou-nos que jamais fora agressiva, por natureza, o que a impedia de progredir na vida. Disse que as pessoas procuravam evitá-la e que tinha poucos amigos. Estava começando a perder as esperanças quanto a si mesma. Prescreveu-se MUSTARD para essa depressão profunda e GORSE para sua falta de perspectiva. As notícias que enviou, um mês depois, eram estimulantes. Disse ela: "Estou me sentindo muito melhor. Ainda falta muito para a solução de meus problemas, mas já me sinto bem mais capaz de enfrentá-los, em vez de deixar que eles me derrubem." Dois meses depois, tornou a escrever, contando que as depressões haviam desaparecido e que ela se sentia muito mais feliz. Fazia planos para o futuro e sua vida estava muito mais alegre.

Homem, meia-idade. Ocupando um cargo de grande importância na Nigéria, escreveu-nos contando que estava perdendo seu interesse pelo trabalho, além de encontrar-se física e mentalmente exausto. Seus médicos mostravam-se bastante intrigados e, embora o paciente não fosse anêmico, eles, ainda assim, suspeitavam de uma anemia perniciosa. Sua vida inteira fora marcada por períodos de profunda depressão sem motivos aparentes. Enviou-se a seguinte prescrição pelo correio: MUSTARD, o Remédio básico, para suas profundas depressões, e OLIVE para sua exaustão física e mental. Dois meses depois, ele escreveu contando sentir-se em muito melhor forma do que estivera por muito tempo anteriormente; eis um trecho de sua carta: "Sou obrigado, relutantemente, a atribuir a melhora aos Remédios de Bach, pois recuso-me a acreditar cegamente em algo que me é totalmente desconhecido." Os mesmos Remédios foram repetidos e, três meses depois, ele tornou a escrever contando que estava em excelente condição de saúde e que suas depressões haviam desaparecido. Dois anos depois, tornou a escrever, dizendo: "Estou muito bem, graças aos Remédios de Bach. As depressões nunca mais apareceram."

Mulher, 21 anos, solteira. Era sujeita a profundas crises depressivas sem o menor motivo aparente. Fora sempre uma pessoa inclinada ao pessimismo. Considerava difícil fazer amizades, sentindo-se isolada da companhia dos demais. Prescreveu-se MUSTARD, como Remédio básico, para sua profunda melancolia. Passados dois meses, ela escreveu contando que sentia como se uma nuvem tivesse deixado sua mente, estando ela realmente feliz. Posteriormente, sua mãe escreveu contando que ela se tornara uma pessoa completamente diferente. Tomava parte, agora, de diversas atividades, tendo feito uma série de novas amizades.

Mulher, 39 anos, casada. Sofria sérias depressões, sentindo como se uma nuvem negra a envolvesse, isolando-a do resto do mundo. Não conseguia imaginar nenhum motivo para essas depressões. Apenas conseguia dizer que elas sobrevinham-lhe subitamente, sem que ela pudesse fazer coisa alguma, até que desapareciam por conta própria. Quando nos procurou, parecia uma pessoa muito infeliz e abatida. Estava também sofrendo de uma cistite aguda que parecia piorar a cada dia, e de prisão de ventre. A paciente contou que era uma pessoa tensa e nervosa, que jamais conseguia relaxar. Prescreveu-se MUSTARD para suas depressões e VERVAIN para sua incapacidade de relaxar. A primeira melhora foi física; tanto a cistite como a prisão de ventre diminuíram. Ela continuou tomando a medicação por várias semanas ainda; passado um período de cinco semanas, a paciente informou não ter sofrido nenhuma outra crise depressiva, sentindo-se melhor sob todos os aspectos. Pouco depois, houve uma recaída. Surgiu-lhe um furúnculo na orelha, acarretando a volta das depressões. Acrescentou-se, à prescrição original, os Remédios CRAB APPLE, para limpar-lhe o organismo, junto com GENTIAN para seu desânimo. No mês seguinte, ela escreveu contando que o furúnculo estourara no segundo dia e que não a perturbara mais; o mais importante de tudo, porém, era que as depressões haviam passado; segundo afirmou, estava muito feliz e vivendo no auge. Até onde se sabe, as depressões jamais voltaram a se manifestar.

Mulher, 67 anos, viúva. Contou-nos que, de tempos em tempos, mesmo na infância, sua vida transformara-se numa penúria absoluta. Era atormentada por períodos de depressão profunda, tendo ela afirmado: "Por que eles ocorrem eu não sei." Durante as crises, sua cabeça latejava; além disso, a paciente dormia mal devido aos contínuos pesadelos que a despertavam. Tomava pílulas para dormir, mas estas, aparentemente, não estavam sendo de grande ajuda. Prescreveu-se MUSTARD em razão das depressões profundas e da melancolia, além de ROCK ROSE para o medo aos pesadelos. A resposta foi bastante rápida. A paciente contou que, depois da primeira semana, já conseguira abandonar os soníferos e que, embora ainda tivesse pesadelos, estes eram vagos e indefinidos, sem perturbá-la. Passados mais dois meses, ela pôde escrever: "Minha mente está tranqüila depois de tantos anos de angústia. Não sou mais vítima daquelas terríveis depressões." Seis meses depois, ela voltou a escrever, contando sentir-se bem e feliz, e que a melancolia jamais retornara.

Mulher, 45 anos, casada. Sofria bastante em razão de uma profunda melancolia que lhe sobrevinha sem aviso e sem uma razão conhecida. Durante as crises, sentia-se inteiramente sozinha, sem que nada a pudesse ajudar. Ao procurar nossa ajuda, estava sofrendo de um lumbago agudo confinada numa cama. Essa situação contribuía para aumentar-lhe a tensão nervosa, pois era essencial que voltasse ao trabalho o mais rapidamente possível. Prescreveu-se MUSTARD para suas profundas depressões, IMPATIENS para a tensão causadora da dor e GORSE para seu sentimento de desesperança. Na semana seguinte, ela escreveu contando: "A medicação realmente está me fazendo bem. Minhas costas voltaram ao normal e já posso voltar ao trabalho." Passados mais dois meses de tratamento, ela tornou a escrever, contando: "Sinto-me melhor do que em muitos anos. Não sofro mais de depressões e nem de momentos de desalento. Se algo nesse sentido alguma vez se manifestar, voltarei a escrever-lhes." Não tivemos mais nenhuma notícia da paciente.

Capítulo 23

OAK

Palavras-chave: Desalento; desespero, mas sem deixar de lutar

As pessoas do tipo OAK não esmorecem na luta diante de qualquer dificuldade. Jamais abdicam da esperança. São incessantes os seus esforços por encontrarem uma cura quando enfermos; são incansáveis em sua luta para melhorar de situação. Representam o extremo oposto do tipo GORSE, que está pronto a desistir de tentar quando seus objetivos parecem irrealizáveis. Embora as pessoas do tipo OAK possam sentir-se desalentadas e, freqüentemente, possam sofrer de desespero devido às condições que lhes são impostas, elas continuam a lutar. Se algum problema de saúde interfere em seu trabalho, ficam desapontadas e descontentes consigo mesmas. São pessoas confiáveis e dignas de crédito, tanto assim que tendem a arcar com os fardos e responsabilidades alheios. Os indivíduos do tipo OAK gostam de ajudar os outros por sua livre vontade e, por esse motivo, às vezes trabalham em demasia. São arrimos de família e, eventualmente, trabalham de sol a sol ocultando dos outros seu cansaço ou a fragilidade de seu estado de saúde, com receio de que seu desespero ou desalento sejam descobertos. As pessoas do tipo OAK, tal como o próprio carvalho, cuja flor é a matriz desse medicamento, são fisicamente fortes e capazes de suportar situações de grande tensão; são muito pacientes e imbuídas de bom senso. Entretanto, pode haver ocasiões em que o desalento e o desespero tornam-se humanamente excessivos de serem suportados; é então que a pessoa do tipo OAK poderá não resistir e sofrer um colapso nervoso.

O Dr. Bach descreveu os aspectos positivos do tipo OAK com estas palavras: "São pessoas corajosas, que lutam contra grandes adversidades sem perder a esperança e sem poupar esforços." Demonstram perseverança, coragem e equilíbrio sejam quais forem as circunstâncias.

Casos Clínicos

Mulher, 42 anos, solteira. Ocupava um cargo de grande responsabilidade e de intensa atividade, além de ter uma casa da qual também precisava encarregar-se.

Ao procurar-nos, disse que estava cansada ao ponto da exaustão, mas que, apesar disso, seguia adiante. Estava descontente consigo mesma; todos os meses sofria de uma enxaqueca tão forte que não conseguia sair de casa para trabalhar. Era uma pessoa muito consciencoisa e reservada. Sofria de insônia e de períodos ocasionais de desalento. Prescreveu-se OAK, o Remédio básico, para sua preocupação, seu senso de responsabilidade e seu desalento oculto, além de OLIVE para sua exaustão física e mental. As primeiras notícias foram estimulantes. Ela tivera uma crise de enxaqueca, mas conseguira, apesar disso, trabalhar naquele dia; sentia-se menos fatigada e dormia melhor. Continuou tomando os mesmos Remédios e, no mês seguinte, informou-nos que, à parte uma ligeira dor de cabeça, sentia-se muito melhor. Dois meses depois, escreveu contando que jamais se sentira tão bem em toda a sua vida e que não tinha mais dores de cabeça. Agora considerava-se apta a reassumir a totalidade de suas muitas responsabilidades.

Mulher, meia-idade, solteira. Era diretora de uma escola infantil. Quando nos procurou, contou que sentia que suas responsabilidades estavam se tornando excessivas para ela, embora jamais o admitisse para os outros. Estava estressada e sofrendo de um conseqüente problema de indigestão. Os pais, bem como as crianças, constantemente procuravam aconselhar-se com ela, em virtude de seu caráter estável e de seu senso prático. Prescreveu-se OAB para a sua luta contra o cansaço no trabalho e GENTIAN para a depressão resultante. Em três meses, acusou um grande progresso em todos os sentidos. Não estava mais fatigada e a indigestão não a importunava mais. Contou que se sentia totalmente capaz de lidar com as crianças e com os pais, bem como com todo o trabalho ligado à escola. Prosseguiu tomando os Remédios por mais um mês, sentindo-se completamente curada.

Homem, 45 anos. Procurou-nos durante a guerra. Antes do início do conflito, sofrera de asma, sendo que agora tivera um ataque de pleurisia. Recebera um mês de licença do trabalho, mas, em vez de usufruir a totalidade desse período, voltou ao trabalho antes do tempo estipulado. Trabalhava no turno da noite e disse simplesmente: "Era o meu trabalho, o meu esforço de guerra, de modo que eu precisava agüentar." Deram-lhe um trabalho de escritório, onde contava com dois chefes que lhe davam ordens conflitantes e, novamente, embora isso acarretasse confusão e desalento, ele simplesmente disse: "Eu precisava agüentar." A pressão criada resultou numa severa crise asmática, seguida por outras crises cada vez mais graves. Embora dotado de um temperamento nervoso e de uma ausência de autoconfiança, ocultava muito bem sua condição e continuava lutando no trabalho. Prescreveu-se OAK por seus diligentes esforços em continuar trabalhando, MIMULUS para seu nervosismo e LARCH para a falta de confiança em si mesmo. Passado o primeiro mês, informou que se sentia melhor em todos os sentidos; as coisas caminhavam com mais facilidade para ele, que se sentia mais confiante. Dois meses depois já conseguia respirar normalmente outra vez; a asma desaparecera por completo. Sentia-se bem e encarava o trabalho com satisfação. Não houve recaídas.

Homem, 38 anos, professor. Quinze anos antes de nos procurar, ele sofrera uma síncope nervosa, ficando impossibilitado de trabalhar pelos dois anos seguintes. Finalmente, recuperou-se o bastante para voltar a lecionar, embora ainda lhe faltasse confiança em si mesmo. Ocupava agora um cargo de responsabilidade em sua escola. Continuava lutando corajosamente, escondendo sua fadiga e suas depressões, pois não queria que nada interferisse no seu trabalho. Prescreveu-se OAK por sua luta corajosa, HORNBEAM para dar-lhe força física e mental, além de MIMULUS para seu medo circunstancial de não resistir. Prosseguiu com o tratamento por três meses e, como resultado, tornou-se mais confiante, mais tranqüilo e mais feliz. Escreveu-nos dizendo: "Há em mim uma mudança sutil que não consigo explicar, mas o fato é que tudo está correndo bem comigo agora."

Mulher, meia-idade, viúva. Tinha um filho já crescido que conseguira mandar estudar, apesar de sua frágil saúde. Jamais pensara em abandonar sua luta, tendo grande orgulho do filho, que agora tinha um bom emprego nos Estados Unidos. Na época em que nos procurou para tratamento, estava sofrendo de leucorréia, ao mesmo tempo que atravessava a menopausa. Era, de fato, uma mulher de fibra e uma pessoa que parecia sempre estar cheia de si. Contudo, apesar de sua aparência calma, sentia-se deprimida em razão de suas várias dificuldades. OAK, o Remédio básico, foi prescrito para sua corajosa luta contra os grandes obstáculos, além de CRAB APPLE como Remédio de limpeza e GENTIAN para o desespero que ela tão bem ocultava. Sua resposta ao tratamento foi rápida e, um mês depois, escreveu: "Meu estado geral de saúde melhorou muito. A leucorréia desapareceu por completo, sendo que, praticamente pela primeira vez na vida, sinto-me tranqüila."

Homem, 48 anos. Era um homem de negócios, bastante absorvido por seu trabalho com diversas empresas, pelos problemas familiares e por outras solicitações. Externamente, era uma pessoa tranqüila, tendo, durante alguns anos, sofrido de sinusite e de catarro no nariz e na garganta. O problema era tão grave que ele precisava usar continuamente um inalador, especialmente durante a noite, do contrário não conseguia respirar pelo nariz. Apesar dessas dificuldades, ele jamais perdia um dia de trabalho, lutando o tempo todo por seguir adiante. Já tentara diversos tratamentos de diversos especialistas, porém a cada inverno o problema voltava, deixando-o cada vez mais desanimado quanto à possibilidade de uma cura. Prescreveu-se OAK, o Remédio básico, por seus diligentes esforços para seguir em frente, CRAB APPLE como um agente depurador e HORNBEAM para dotá-lo de força e vitalidade. Passado o primeiro mês de tratamento, ele já pôde dispensar inteiramente o inalador, conseguindo respirar pelo nariz mesmo durante a noite. Passado mais um mês, escreveu-nos contando que estava passando seu melhor inverno em muitos anos; não tinha mais sinusite, sendo que o catarro desaparecera quase por completo. Um mês depois, voltou a escrever contando que se sentia bem. O catarro havia desaparecido por completo, sem que ele acusasse problema algum. Depois de vários anos, tornou a escrever, contando que não houvera recaída em nenhum de seus sintomas.

Mulher, 40 anos, solteira. Tivera uma saúde frágil durante toda a sua vida. Ao procurar-nos para tratamento, sofria de febre do feno e hemorróidas. Contou-nos que parecia propensa a sofrer acidentes, sendo que alguns anos antes ela levara uma queda na qual danificara a coluna, precisando, como resultado, passar muitos meses hospitalizada. Informaram-na de que ela eventualmente perderia a capacidade de se locomover e que, com o tempo, ficaria paralítica. Apesar dessa perspectiva terrível, ela disse: "Recusei-me a acreditar nisso. Eu precisava ganhar a vida e, portanto, tinha de trabalhar." Atualmente ela percorre a pé, diariamente, o longo percurso até seu local de trabalho. Naquela ocasião, disse que encontrara dificuldade para relaxar e que freqüentemente despertava pela manhã com os dentes e as mãos fortemente cerrados. Foi-lhe prescrito OAK, o Remédio básico, para sua luta corajosa, VERVAIN para a tensão física e mental e HONEYSUCKLE para afastar de vez a triste ameaça de uma paralisia. No espaço de dois meses, tornou-se uma pessoa diferente. A febre do feno desapareceu. As hemorróidas diminuíram até se normalizarem. Seu sono era tranqüilo e ela despertava renovada e descontraída. Agora podia afirmar: "Pela primeira vez na vida, sinto-me realmente bem."

Capítulo 24
OLIVE

Palavras-chave: Exaustão completa; fadiga mental

A oliveira beneficia a humanidade através de suas folhas, de sua casca, de seus frutos e da madeira de seu tronco. Ela foi sempre o símbolo da paz e da harmonia. Este Remédio, preparado a partir das flores da oliveira, tem o poder de restituir a paz à mente cansada e fortalecer o corpo, quando este se encontra exaurido pelo sofrimento. É o Remédio para os que sofreram por um longo período em condições adversas ou que tiveram alguma enfermidade prolongada e penosa que lhes tenha absorvido a vitalidade; suas mentes tornam-se enfraquecidas e exauridas, enquanto sua reserva de forças se esgota. Como disse um paciente: "Estou sofrendo de uma fraqueza total e de uma absoluta falta de ânimo." Outro disse: "Estou exausto a ponto de chorar." O Remédio OLIVE também ajuda as pessoas que levam uma vida ativa, sendo tantos os seus afazeres que pouco tempo lhes resta para o lazer e o descanso. Elas se cansam rápida e facilmente, pois não possuem uma reserva de forças com a qual poderiam seguir adiante. Para elas, tudo se transforma num esforço sendo que, em razão de seu imenso cansaço, deixam de apreciar seu trabalho ou as coisas que no passado lhes proporcionaram prazer ou despertaram o seu interesse. A exaustão do tipo OLIVE é diferente daquela do tipo HORNBEAM. A segunda constitui uma fadiga mental e uma indisposição para encarar o futuro ou mesmo a rotina diária; entretanto, à medida que transcorre o dia, o indivíduo percebe que na verdade é capaz de cumprir todas as suas tarefas. A fadiga do tipo OLIVE é total; a mente e o corpo têm suas forças consumidas, atingindo-se um estado de absoluta exaustão. OLIVE é também um Remédio para ser ministrado durante a convalescença de alguma enfermidade prolongada. Ele restaura a vitalidade, a força e até mesmo o interesse pela própria vida.

Os aspectos positivos das pessoas de tipo OLIVE aparecem naqueles indivíduos que não se apóiam no esforço pessoal para vencer suas dificuldades. Apóiam-se, em vez disso, naquela força e vitalidade que sabem que lhes será fornecida e que irá sustê-los e guiá-los em todos os sentidos. Percebemos esses aspectos naqueles que mantêm paz de espírito e o interesse pela vida mesmo na eventualidade de se verem obrigados a permanecer inativos. Com respeito ao tipo OLIVE, em seus aspectos positivos, poderíamos dizer: "Eles também são úteis quando estão parados e esperando."

Casos Clínicos

Mulher, 64 anos, casada. Nos anos anteriores, todo o seu círculo familiar mais próximo, incluindo o marido, seu filho e seu irmão, havia falecido. Desde então, sentia-se completamente exausta, como se a vida nada mais tivesse a lhe oferecer. Disse ela: "Não sou particularmente interessada por nada e nem tenho energia para lutar contra esse estado." Estava deprimida e tinha dificuldade para dormir. Prescreveu-se OLIVE para sua completa exaustão, sua perda de interesse e sua depressão. Ela tomou o medicamento regularmente por três meses; em pouco tempo já pôde informar que dormia melhor, e por um período mais extenso, que estava se alimentando melhor e ganhando peso. Ao fim de quatro meses, escreveu dizendo: "Estou muito melhor e voltando a me movimentar. Durmo maravilhosamente bem. As depressões são coisa do passado."

Mulher, 50 anos, viúva. Era mãe de dois filhos crescidos, para os quais ela cuidava da casa. Era uma casa grande que exigia um trabalho muito desgastante. A paciente ficou muito cansada e começou a sofrer de uma depressão profunda. Contou-nos que ainda não se recuperara da histerectomia realizada no ano anterior. Foi-lhe prescrito OLIVE para a exaustão e MUSTARD para suas graves depressões. Três meses depois, ela escreveu contando que se sentia muito melhor, além de totalmente capaz de arcar com todas as suas atribuições domésticas sem ficar extenuada. O mais importante de tudo, porém, era que não sofrera depressão alguma nas seis semanas anteriores.

Mulher, 73 anos, viúva. Estivera recentemente sob grande pressão devido a problemas familiares. Disse-nos ela: "Fico subitamente exausta, como se não tivesse nada dentro de mim." Os anos de aborrecimento haviam-na deixado com uma sensação de fraqueza e de incapacidade para lidar com os problemas que a vida lhe apresentava. Foi-lhe prescrito OLIVE, medicamento que ela tomou por um longo período. Aos poucos, sua força foi retornando, até que ela se viu novamente capaz de enfrentar as dificuldades com as quais se defrontava.

Mulher, 60 anos, viúva. Era, por natureza, uma pessoa ativa e enérgica, inclinada a abusar das próprias forças. Nos últimos três anos, tomara conta do bebê de sua filha enquanto esta trabalhava, encargo que a levou ao ponto da exaustão. A paciente tivera uma vida difícil. O marido havia falecido depois de uma enfermidade prolongada, de modo que ela precisava garantir o próprio sustento para ajudar a filha. Ao procurar-nos, estava à beira da exaustão total, além de cuspir sangue havia meses. Nutria mágoas por diversas coisas, embora, como ela própria admitiu, não houvesse razão para isso. Prescreveu-se OLIVE para sua exaustão, WILLOW para sua mágoa e CRAB APPLE para limpar seu organismo das toxinas da fadiga. Depois de tomar os Remédios por um mês, informou que não cuspia mais sangue e que, apesar de ainda cansada, sentia-se muito menos magoada. Prosseguiu tomando os Remédios por mais dois meses. Houve, nesse período, um reaparecimento do sangue na saliva, mas apenas por pouco tempo. Ela contou ter recuperado totalmente suas forças, sentindo-se novamente uma pessoa feliz e satisfeita.

Mulher, 73 anos, casada. Era uma pessoa amável e gentil por natureza, e bastante propensa a devaneios. Nos três meses anteriores, estivera extremamente atarefada, trabalhando além da conta. Subitamente, porém, percebeu que sua mão direita não conseguia segurar uma caneta ou uma xícara; ao tentar escrever, as letras saíam todas amontoadas. A paciente, então, enfiou-se na cama em estado de total desânimo, tendo, aparentemente, perdido o interesse por tudo. Prescreveu-se OLIVE para o desânimo e CLEMATIS para sua tendência ao devaneio. A resposta foi rápida e determinada. Depois de tomar os Remédios por dois meses, a paciente informou que se sentia bem como antigamente, tendo recuperado as forças e o interesse pela vida.

Mulher, 39 anos, solteira. Ocupava um cargo de terapeuta ocupacional pública numa grande cidade, trabalhando além da conta. Certo dia, foi acometida de uma cegueira temporária, sendo confinada a uma clínica de repouso por um mês. Ao procurar-nos para tratamento, estava ainda debilitada, tendo perdido todo interesse por seu trabalho. Para piorar o quadro, fora informada de que o ataque de cegueira poderia ter como causa uma epilepsia ou um tumor cerebral, prognósticos que geraram nela grande preocupação e angústia mental. Quando na clínica, recebera elevadas doses de fenobarbital, sendo que, ao receber alta, se mostrava ainda excessivamente fraca para voltar ao trabalho. Foi-lhe prescrito OLIVE para a exaustão e HONEYSUCKLE para ajudá-la a esquecer esse diagnóstico atemorizante. A paciente apresentou uma recuperação rápida, e em três meses estava bem e de volta ao trabalho. Escreveu: "Sinto-me realmente muitíssimo melhor, tendo recuperado todas as minhas forças. Mal posso acreditar!"

Mulher, meia-idade, viúva. Seu marido havia falecido num desastre aéreo de uma linha comercial dois anos antes. Recebera à primeira informação do acidente pelo rádio, naturalmente com um choque muito grande. Perdera, a partir de então, seu interesse pela vida, sentindo-se incapaz de qualquer esforço no sentido de recuperar-se de sua extrema fadiga. Seu pensamento estava constantemente no passado. A paciente sofria de uma série de incômodos físicos, além do sentimento de que a vida nada mais tinha a lhe oferecer. Prescreveu-se OLIVE para sua exaustão física e mental, WHITE CHESTNUT para clarear-lhe a mente dos pensamentos repetitivos e STAR OF BETHLEHEM para neutralizar o choque. A paciente respondeu positivamente aos Remédios. Em dois meses, já pôde informar ter reconquistado a paz de espírito. Recuperara suas forças, sentindo vivo interesse pelas coisas, além de ter reassumido a maior parte de suas antigas atividades.

Mulher, 26 anos, solteira. Fora acometida, nos anos anteriores, por diversas enfermidades. Estava infeliz no trabalho porque tinha coisas em excesso para fazer. Sua mãe era inválida, cabendo à paciente sustentar sozinha a irmã mais jovem. Ao procurar-nos para tratamento, estava quase no fim de suas forças. Sofria de palpitações, via pontos negros diante dos olhos e seus ouvidos zuniam continuamente. Tamanha era a sua exaustão física e mental que ela sentia não poder agüentar um minuto sequer a mais. Foi-lhe prescrito OLIVE para a extrema exaustão. Tomou os Remédios por dois meses. Recuperou suas forças, enquanto a palpitação, os pontos diante dos olhos e o zunido nos ouvidos desapareceram por completo. Novamente se sentia apta a realizar seu trabalho, livre daquela fadiga indevida, conseguindo fazer frente aos abusos de seu chefe.

Capítulo 25

PINE

Palavras-chave: Autocondenação; sentimentos de culpa; desalento

PINE é o Remédio para os que sofrem de autocondenação, os que jamais estão verdadeiramente satisfeitos com as próprias realizações e que se culpam por não alcançarem melhores resultados. Esses indivíduos tendem, igualmente, a culpar a si mesmos pelos erros alheios, pois sentem que, de alguma forma, são os responsáveis por tudo. Eis uma típica afirmação de pessoa do tipo PINE: "Estou sempre cansado, deprimido e me sentindo a pior criatura do mundo. Eu me culpo por tudo o que acontece de errado em casa." São pessoas excessivamente conscienciosas, sendo que os elevados padrões estabelecidos para si próprios (embora não para os outros) podem levá-los a trabalhar além da conta, acarretando um desgaste emocional em seu esforço por "aprimorar" o próprio caráter. Quando doentes, culpam a si mesmos por estarem em falta com a família, os amigos ou o trabalho. Seu complexo de culpa rouba-lhes muito do prazer de viver. Como disse um indivíduo: "Sinto-me muito culpado por aceitar essa quantia extra, apesar de precisar demais dela. Há bastante gente em situação muito pior do que a minha." Outro disse: "Como você sabe, não tive lugar para morar por muito tempo e acabei de encontrar um pequeno apartamento que seria ideal para mim. Porém, sinto que, se eu ficar com ele, vou me culpar por isso, quando existe tanta gente precisando de moradia." O tipo PINE é o oposto das pessoas do tipo WILLOW, uma vez que estas jogam a culpa de seus erros nos outros, tornando-se ressentidas e amargas em relação a eles. O tipo PINE também difere das pessoas do tipo ROCK WATER, uma vez que estas assumem o papel de chefões implacáveis de si mesmas, movidas por um sentido de orgulho espiritual, ocultando, com prazer, as próprias faltas. Embora as pessoas do tipo PINE sejam humildes e se desculpem demais, sabem fazer bem as coisas, tendo, na verdade, todos os motivos para estarem satisfeitas com a própria capacidade. Diferem da pessoa do tipo LARCH, que não se empenha por temer o fracasso; o tipo PINE é esforçado em tudo, dando o melhor de si para obter um resultado satisfatório. Contudo, quando não consegue atingir o elevado ideal que estabeleceu para si mesmo, torna-se deprimido ou mesmo desalentado, podendo até mesmo mergulhar num apático desespero. Todos esses quatro tipos, PINE, WILLOW, ROCK WATER e LARCH, formam um grupo. Com respeito a eles, o Dr. Bach escreveu: "[Ainda não conseguiram perceber que] um traço de condenação contra nós mesmos ou os outros é um traço de condenação contra a Criação Universal do Amor, restringindo-nos e limitando o nosso poder de permitir que o Amor Universal se irradie através de nós para os outros."* O Dr. Bach também escreveu em outra parte: "Nenhuma grande escalada jamais foi empreendida sem falhas e quedas, de modo que estas devem ser consideradas como experiências que nos ajudam a tropeçar menos no futuro. Nenhum pensamento referente a erros passados deve nos deprimir; são coisas passadas e concluídas, sendo que o conhecimento adquirido por seu intermédio ajuda-nos a evitar que eles se repitam."

Os aspectos positivos do tipo PINE são perceptíveis nas pessoas dispostas a assumir a responsabilidade e a arcar com o fardo dos outros, uma vez que possam realmente ser úteis. Elas têm consciência, entretanto, de que essa nem sempre é a forma mais adequada de se prestar ajuda aos outros. As pessoas do tipo PINE são capazes de reconhecer os próprios erros, mas não os ficam remoendo; possuem grande perseverança, além de uma sincera humildade quanto ao próprio talento.

Casos Clínicos.

Mulher, 45 anos, solteira. Durante sua entrevista, ela disse: "Estou sempre me culpando por não ter feito algo que julgo que deveria ter feito, ou, como agora, por estar doente, sem poder trabalhar, fazendo com que os outros tenham mais trabalho. Sinto-me terrivelmente envergonhada e com um grande sentimento de culpa. Sofro de prolapso abdominal, o que me causa grande desconforto; além disso me sinto cansada; acho que jamais voltarei a me sentir bem." Prescreveu-se PINE para o sentimento de culpa e a autocondenação e GORSE para a desesperança. Tomou a medicação por um mês, dizendo, na entrevista seguinte: "Estou muito melhor em vários sentidos, mas ainda tenho aquela tendência a me sentir culpada; acho que deveria voltar ao trabalho, apesar de estar ainda muito cansada e ter pouco interesse pelas coisas." Acrescentou-se OLIVE à prescrição, para sua fadiga, e os resultados foram positivos. Depois de mais um mês, ela disse: "Sinto mais força e vitalidade, porém trabalhei em excesso e tive uma recaída. Mas, por incrível que pareça, não estou me culpando por isso!" Os Remédios foram repetidos por mais três meses. Em sua última entrevista, a paciente declarou não sentir mais incômodo algum no abdômen havia meses e que

* "Cura-te a ti Mesmo" in Edward Bach, *Os Remédios Florais do Dr. Bach*, Ed. Pensamento, 1990.

"percebo a tolice de ficar me culpando por tanta coisa; estou aprendendo a lição, graças a vocês".

Mulher, meia-idade, viúva. Tinha um filho já crescido que morava com ela. A paciente começara, recentemente, a culpar a si mesma por não ser capaz de fazer o filho feliz em casa, pois este pensava em procurar trabalho nos Estados Unidos. Ela estava sofrendo de leucorréia, o que a fazia sentir-se impura. Prescreveu-se PINE para seu sentimento de culpa e CRAB APPLE para limpar-lhe a mente e o corpo. Ao fim do primeiro mês, escreveu: "Já obtive grandes benefícios. A leucorréia desapareceu e voltei a me sentir verdadeiramente bem. Estou feliz porque meu filho, que foi para os Estados Unidos, está se dando muito bem por lá."

Mulher, 65 anos, casada. Sofrera de uma profunda dor ciática nos seis meses anteriores. Era uma dor tão intensa que a paciente, por vezes, chegava a gritar. Ela já tentara diversos tratamentos, sem grandes resultados. Era, por natureza, uma pessoa tímida e reservada. Estava dominada pela idéia de culpa, tendo a certeza de estar sendo punida e de merecer esse castigo. Passara recentemente por um grande choque, quando uma amiga sua faleceu durante a noite, sem que ela tomasse conhecimento do fato até encontrar o corpo pela manhã. Prescreveu-se PINE, o Remédio básico, para seu sentimento de culpa, STAR OF BETHLEHEM para o choque ocasionado pela morte da amiga e MIMULUS para sua grande timidez e acanhamento. Depois das primeiras três semanas, ela já sentia uma grande melhora, embora ainda apresentasse uma dor na perna esquerda. Os mesmos Remédios foram repetidos e, no mês seguinte, ela enviou notícias: "Sei agora que não poderia ter salvo minha amiga e não me culpo mais. A dor cedeu maravilhosamente bem; simplesmente desapareceu."

Homem, 59 anos, cirurgião-dentista particular. Era uma pessoa calma e cuidadosa por natureza, capaz de fazer quase tudo para evitar um desentendimento. Preocupava-se injustificadamente por coisas às quais podia realizar muito bem, tornando sua vida uma tensão constante. Sua mulher tivera nove crises nervosas desde seu casamento, muitos anos antes, sendo que ele se culpava pela situação. O paciente trabalhava arduamente em seu ofício, além de cuidar da casa e do jardim quando a esposa ficava indisposta. Em sua entrevista conosco, disse que sua maior preocupação era não poder fazer mais pela esposa. Sentia-se frustrado. Estava fatigado, responsabilizando-se por tudo o que andava errado. Apresentava um alto índice de ácido úrico no sangue, estando sujeito a sérias crises de gota. Prescreveu-se PINE para sua tendência auto-acusatória, CRAB APPLE para limpar-lhe o organismo do excesso de ácido úrico e AGRIMONY como Remédio básico. Seis semanas depois, informou que a gota desaparecera quase por completo, permitindo a ele trabalhar novamente em seu jardim, além de estar conseguindo dormir melhor do que em muitos anos. No mês seguinte, tornou a escrever, informando a ocorrência de uma recaída. Estivera sob uma pressão terrível; uma de suas filhas havia se casado e sua mulher tivera outra crise. A gota reapareceu, porém de forma mais branda do que a usual. Prescreveu-se PINE novamente, ELM para suas muitas responsabilidades, além de CRAB APPLE e AGRIMONY. A gota cedeu rapidamente. O paciente informou já estar conseguindo lidar novamente com suas responsabilidades. Passado mais um mês, ele escreveu: "Sinto uma melhora concreta. Não me culpo e nem me preocupo mais com minha mulher. Parece estranho não me preocupar mais daquele jeito depois de todos esses anos. Atualmente, levo as coisas de uma forma mais tranqüila, sendo excelente meu estado de saúde."

Mulher, 58 anos, solteira. Era secretária de uma importante organização de saúde. Ao procurar-nos, estava completamente exausta por excesso de trabalho, à beira de um colapso nervoso. Entrevistar pacientes e atender ao telefone durante o dia inteiro parecia estar além de suas capacidades. Estava sofrendo de palpitação, fraqueza nos joelhos, calafrios e insônia. Sua preocupação maior era a de não abandonar seu chefe, com o qual ela trabalhara por muitos anos. Culpava a si mesma por não se sentir bem e por não ser capaz de cumprir suas tarefas tão bem como de costume. Prescreveu-se PINE para sua autocondenação e OLIVE para a exaustão, além de ter-lhe sido aconselhado que tirasse umas férias prolongadas a fim de recuperar as forças. De início, recusou-se a considerar essa hipótese, pois os Remédios haviam-na fortalecido. Por fim, ela percebeu que, apesar disso, era preciso um descanso, pois ainda estava fraca e não conseguia dar o melhor de si no trabalho. Abandonou o emprego e foi viver junto ao mar. Recuperou a saúde e está em excelente forma desde então. Atualmente, tem mais de setenta anos e é a imagem viva da boa saúde e da disposição positiva.

Mulher, 50 anos, solteira. Ao entrevistar-se conosco, disse: "Tenho um grande sentimento de culpa e uma vergonha infundados, o que me deixa muito infeliz. Sofro de prolapso abdominal e, embora esteja sob os cuidados de um osteólogo, acho que, na verdade, jamais vou me recuperar." Prescreveu-se PINE, o Remédio básico, para seu sentimento de autocondenação, e GENTIAN para as dúvidas quanto à sua recuperação. A resposta foi rápida, tendo a paciente se sentido tão bem que abusou de suas forças e sofreu uma recaída. Acrescentou-se HORNBEAM para fortalecê-la. Passados mais dois meses, ela já podia informar que não estava sofrendo mais de nenhum incômodo abdominal, além de estar livre de sua atitude autocondenatória. Muito tempo depois, escreveu contando que não houve reincidência alguma de seus problemas físicos ou emocionais.

Mulher, jovem, casada. Adotara dois gêmeos de quatro anos de idade. Eram crianças vivas e ativas, parecendo exaustivo, à paciente, tomar conta delas o dia todo; entretanto, tentava fazê-lo, movida pelo grande amor que nutria pelos dois meninos. Culpava a si mesma severamente, condenando-se por se impacientar e irritar-se com eles. A constante tensão impedia que dormisse à noite, de modo que durante o dia ficava exausta. Surgira-lhe uma mastite no seio esquerdo que a incomodava profundamente. Prescreveu-se PINE para sua autocondenação e IMPATIENS para sua impaciência e irritabilidade. Ela tomou os Remédios por um mês, obtendo excelentes resultados. A mastite foi completamente curada, sendo que ela não mais se culpava e nem se impacientava ou se irritava com os gêmeos.

Capítulo 26

RED CHESTNUT

Palavras-chave: Medo excessivo; ansiedade pelos outros

O Dr. Bach descreveu assim este Remédio: "O medo do tipo RED CHESTNUT é pelos outros, especialmente por aqueles que nos são caros. Se estes custam a chegar em casa, surge a idéia de que algum acidente possa ter acontecido; se saem de férias, surge um pavor de que alguma calamidade possa atingi-los. Há uma grande ansiedade por aqueles que apresentam o mais leve sinal de alguma doença, ainda que não perigosa, sendo que uma pequena enfermidade torna-se um enorme problema na imaginação. Trata-se de uma tendência para imaginar sempre o pior e para prever infortúnios aos outros." É também aquele medo que deixa a respiração suspensa, quando vemos uma criança atravessar uma rua na frente de um automóvel que se aproxima ou alguém escorregar de uma escada que não está firme. Alguns dias antes de descobrir o Remédio RED CHESTNUT, o Dr. Bach sofreu um sério acidente com um machado, causando grande ansiedade nos que estavam junto dele ministrando os primeiros socorros a fim de estancar-lhe o sangue. Quando se recuperou, o Dr. Bach afirmou que havíamos experimentado o estado de ânimo referente ao próximo Remédio que ele pretendia procurar: um Remédio que neutralizasse o medo pelos outros. Acrescentou, ainda, que essa nossa ansiedade por sua causa, ansiedade à qual tínhamos nos empenhado ao máximo por ocultar, não o havia ajudado em nada. Tamanha era a sua sensibilidade, que ele não pôde deixar de perceber os nossos sentimentos e de reagir a eles naquele momento; todo e qualquer pensamento de depressão, preocupação ou medo, presente em outra pessoa, causava-lhe intensa dor física. Jamais esqueçamos que os pensamentos negativos prejudicam não apenas a nós mesmos mas também àqueles que estão junto de nós.

O aspecto positivo do Remédio consiste na habilidade de enviar pensamentos de segurança, saúde ou coragem aos que deles necessitam e que possam estar em perigo ou enfermos em alguma ocasião. É a capacidade de permanecer física e mentalmente calmos numa situação de emergência.

Casos Clínicos

Homem, 60 anos. Ao procurar-nos para tratamento, estava sofrendo de uma séria erupção cutânea nos pés, que atingia a planta e a região dorsal. Formavam-se bolhas que estouravam, deixando a pele dura, escamosa e bastante irritada. O processo repetia continuamente o seu ciclo desde que aparecera pela primeira vez, cerca de dezoito anos antes. Nessa ocasião, o filho do paciente sofrera um acidente. Fraturou o braço, que posteriormente ficou paralisado. Isso representou um grande choque para o pai, causando-lhe grande ansiedade. Alguns dias mais tarde, o problema de pele começava a se manifestar. Depois de um tratamento de raios X, a erupção desapareceu mas, dez anos depois, quando o paciente quebrou dois ossos do pé, elas tornaram a aparecer. O problema foi novamente tratado com raios X, tendo igualmente desaparecido, apenas para voltar alguns anos mais tarde, quando ele quebrou o fêmur; a mesma rotina se repetiu: raios X, desaparecimento. No ano seguinte, foi operado para que lhe removessem o rim direito. A operação foi muito bem sucedida, mas a erupção tornou a aparecer, tendo o radiologista se recusado a aplicar-lhe mais raios X em virtude do perigo da superexposição. O problema foi tratado com loções e pomadas, mas sem resultado. Quando conhecemos esse paciente, sua condição de saúde era bastante precária; seus pés estavam inflamados e era intensa a irritação, tão intensa que o impedia de dormir. Ele estava muito fatigado, nervoso e sem apetite. Contou-nos que estava começando a evitar as pessoas e a perder seu interesse pela vida. Disse ele: "É como se a vida tivesse perdido, há séculos, o seu encanto para mim." Porém, o que mais o preocupava era a possibilidade de perder seu emprego e de não conseguir sustentar seus familiares. Em sua imaginação, ele já os via sem teto e passando fome. Prescreveu-se RED CHESTNUT para sua ansiedade em relação à família, STAR OF BETHLEHEM para os choques por que passara, e CRAB APPLE para limpar-lhe a mente e o corpo. Em um mês, informou que a irritação nos pés diminuíra e que a inflamação havia cedido. Sentia que seu estado geral de saúde havia melhorado, permitindo-lhe um sono tranqüilo pela noite. Os mesmos Remédios foram repetidos e, quatro meses depois, ele informou que sua saúde estava muito boa no geral, sendo que o problema cutâneo desaparecera novamente. Escreveu: "Desde que passei a tomar os Remédios, minha perspectiva de vida se transformou, e muito! Sou-lhes bastante grato."

Mulher, 38 anos, casada. Seu marido estava doente, com esgotamento nervoso, enquanto o filho de seis anos de idade contraíra diabete. Disse-nos ela: "Fiquei realmente doente e exausta por um ano, sendo que, no outro dia, perdi completamente a sensação do meu pé direito, desde a ponta dos dedos até o tornozelo. Vivo preocupada com meu marido e com meu filho. Quando eles não estão por perto, fico ansiosa por imaginar que algo lhes possa acontecer. Cada manhã, quando me levanto, estou em dúvida se meu filho não piorou." Prescreveu-se RED CHESTNUT para sua ansiedade anormal com relação ao marido e ao filho, e VERVAIN para a tensão e o desgaste. Tomou os Remédios por dois meses. Pouco depois de iniciar o tratamento, voltou a sentir o pé; ficou muito mais calma, conseguindo voltar a dormir bem. Embora seu marido precisasse ficar internado no hospital, ela contou que se sentia muito menos preocupada com ele do que antes. Sentia-se mais forte, afirmando que estava muito esperançosa com respeito ao futuro. Estava, inclusive, considerando a possibilidade de adotar um menino para fazer companhia ao seu filho.

Mulher, idosa, avó. Cuidara do neto desde a morte da mãe deste, responsabilidade que levava com toda seriedade. Era excessivamente ansiosa com relação ao menino, imaginando acidentes no caminho da escola ou que ele pudesse apanhar uma gripe por tomar chuva. Estava repleta de medo o tempo todo. Sofria de freqüentes resfriados, de indigestão e de constantes dores de cabeça. Prescreveu-se RED CHESTNUT, o Remédio básico, para o excesso de zelo pelo neto e WHITE CHESTNUT por viver pensando, constantemente, na segurança e no bem-estar do menino. Uma semana depois de ter começado a tomar os Remédios, contou que se sentia melhor como há muito tempo não se sentia. Continuou com o tratamento por mais seis semanas. No fim desse período, estava livre dos resfriados e dos problemas digestivos. Contou que se sentia mais feliz e muito menos preocupada com o neto; disse, inclusive, que o menino parecia bastante apto a tomar conta de si mesmo.

Mulher, idosa, casada. Seu marido acabara de sofrer um ataque cardíaco. Ela, por sua vez, estava bastante fragilizada, aflita e preocupada com a situação dele. Prescreveu-se RED CHESTNUT para sua preocupação com o marido e CHERRY PLUM por temer-se que sua mente estivesse desgastada a ponto de causar-lhe um colapso nervoso. Ela continuou a cuidar do marido enquanto tomava os Remédios. Passado o primeiro mês, sua filha escreveu contando que estava surpresa ao ver como agora a mãe estava bem e que jamais teria imaginado ser possível tamanha mudança em tão pouco tempo.

Mulher, meia-idade, viúva. Sua filha idealizara o pai, e, quando este faleceu, passou a culpar a mãe pela sua morte. A filha acabara de passar por um aborto espontâneo, o que acentuou a barreira psicológica entre as duas mulheres. A mãe, por natureza, fora uma mulher alegre e animada, uma pessoa prática, com muitos interesses. Quando nos procurou para tratamento, a tensão entre ela e a filha já apresentava seu ônus: a paciente estava sofrendo de má circulação, prisão de ventre e insônia. Prescreveu-se RED CHESTNUT para sua preocupação com a saúde e a atitude da filha, CRAB APPLE como depurador da mente e do corpo e VERVAIN para a tensão surgida entre ambas. Em duas semanas, ela informou que estava se sentindo muito melhor. A tensão se abrandara sensivelmente, enquanto a prisão de ventre começava a reagir ao tratamento. A paciente tomou a medicação por mais seis semanas, ao fim das quais pôde informar: "A prisão de ventre é praticamente coisa do passado. Estou de novo tomando gosto pela vida e não sinto agora a menor ansiedade com respeito à minha filha. Voltamos a ser boas amigas e isso, tenho certeza, em razão da mudança da minha atitude para com ela."

Mulher, 75 anos, viúva. Escreveu-nos o seguinte: "Desde que passei a tomar o Remédio (RED CHESTNUT) mandado por vocês, estou muito melhor de saúde; vou procurar explicar-lhes a diferença: sempre me preocupei demais com os altos e baixos de minha filha, ansiosa por ajudá-la sempre que necessário e sempre me preocupando quando não conseguia fazê-lo. Agora, parece que não me preocupo tanto e, embora viva bastante próximo a ela, só a visito quando ela diz que precisa de mim. Não fico mais me preocupando o tempo todo com o que ela está fazendo ou por ela conseguir ou não dar conta das coisas. O medicamento que vocês me enviaram resultou nessa feliz situação, de modo que eu lhes sou bastante grata."

Mulher, 70 anos, casada. Seu marido, de oitenta anos de idade, estava hospitalizado, aguardando para submeter-se a uma delicada cirurgia. Ela estava muito preocupada e ansiosa quanto às chances que ele tinha de resistir à operação. Passava as noites em claro, preocupada com ele, chegando a esquecer ou a negligenciar o preparo de sua própria alimentação. Prescreveu-se unicamente RED CHESTNUT. Passadas algumas semanas, ela já conseguia dormir bem outra vez, tendo, também, recuperado o apetite. Visitava o marido diariamente e contou que conseguia conversar com ele de maneira alegre e animada. Sentia-se otimista e em ótimo estado.

Capítulo 27
ROCK ROSE

Palavras-chave: Pavor; pânico; medo extremo.

ROCK ROSE é o Remédio a ser prescrito toda vez que alguém passa por uma sensação de pavor, quer a pessoa se sinta em bom estado de saúde ou não. As pessoas que sofrem desse estado de ânimo normalmente se encontram em alguma situação de gravidade; o Remédio se faz necessário em ocasiões tais como um acidente ou um estado de semicoma. *Ele é útil, também, quando a situação do paciente é de tal gravidade que chega a afetar os que estão junto dele.* Em outras palavras, deve-se ministrar ROCK ROSE sempre que se verifique um pânico no ambiente, tanto por parte do paciente como daqueles que lhe estão próximos. Certo paciente, que se recuperara de uma enfermidade, fez a seguinte observação com respeito à atitude dos que estavam junto dele: "Eles diziam que eu estava inconsciente; de qualquer forma, sentia-me sereno e tranqüilo. Algo, então, atingiu-me como um raio; machucou-me, senti dores e passei a me julgar muito doente. Tentei me livrar dessa sensação, fosse o que fosse. Mais tarde fiquei sabendo que, naquele exato momento, minha mulher e minha filha haviam sido informadas de que deveriam esperar pelo pior." Esse medo extremo, ou pavor, pode assaltar os que se defrontam com uma experiência inesperada e desconhecida. Pode ser também deflagrado por alguma imagem aterradora, como a de corpos vitimados num acidente; felizmente, trata-se apenas de um estado mental passageiro. As crianças freqüentemente experimentam o pavor em seguida a um pesadelo; toda vez que um grande medo é experimentado, deve-se misturar quatro gotas de ROCK ROSE a um pouco d'água e tomar essa água em pequenos goles e a intervalos regulares; isso acalmará rapidamente a pessoa.

Os aspectos positivos do tipo ROCK ROSE se manifestam nos heróis, civis ou militares, indivíduos corajosos, dispostos a arriscar suas vidas para ajudar os outros. É um estado mental no qual o eu é completamente esquecido.

Menina, 12 anos. Um de seus colegas de escola fora vítima de uma tragédia que a aterrorizou. Começou a ter pesadelos que a levava a berrar, a revirar na cama durante toda a noite e a caminhar durante o sono. Era, por natureza, uma criança altamente sensível, sendo que o pavor estava roubando-lhe o apetite. Seu peso decaía rapidamente. Foi-lhe prescrito ROCK ROSE, o Remédio básico, para seu pavor. Depois dos dois primeiros dias, ela parou de andar durante o sono, mas ainda se mostrava inquieta e perturbada, falando enquanto dormia. Ao fim do primeiro mês, já conseguia dormir tranqüilamente, exibindo mais calma e alegria, além de voltar a se alimentar satisfatoriamente. Acrescentou-se HONEYSUCKLE à medicação, a fim de ajudá-la a esquecer os acontecimentos do passado. Cinco meses depois, sua mãe escreveu contando que a menina se recuperara totalmente, sentindo-se agora bem e emocionalmente estável.

Homem, meia-idade. Estava internado num hospital em estado crítico, com os intestinos paralisados, resultado de uma grande cirurgia abdominal. Tendo em vista o seu grande medo, ampliado pelo pânico e o pavor da esposa, ministrou-se um gole de ROCK ROSE a cada dez minutos. Meia hora depois da primeira dose, a ação peristáltica foi recuperada, permitindo que o paciente evacuasse. Com isso, sua vida foi salva. Posteriormente, recebeu outros Remédios de acordo com seu estado de ânimo, até restabelecer-se por completo.

Mulher, 54 anos, viúva. Tinha pavor a todas as formas de viagem: de ônibus, de trem ou de automóvel. Jamais conseguia dormir na noite que precedia qualquer viagem que devesse fazer, sentindo-se literalmente "desmoronar" de pânico. Sofria, nessas ocasiões, de fortes dores de cabeça, enquanto suas mãos tremiam tanto que ela não conseguia abotoar o casaco ou segurar a bolsa. Prescreveu-se ROCK ROSE como Remédio básico, sendo-lhe indicado que tomasse uma dose extra pouco antes de qualquer viagem. Passado o primeiro mês, ela escreveu-nos dizendo: "Sinto-me realmente bem melhor, tanto que, em vez de ir a pé até a cidade para fazer minhas compras, tomei um ônibus, o que não foi tão difícil. Todavia, meu filho irá se casar em duas semanas e estou com horror do percurso de automóvel que terei de fazer até a igreja." Acrescentou-se LARCH à prescrição original, para lhe dar confiança. As notícias seguintes davam conta de que ela fizera o percurso de carro e já aguardava ansiosamente por outros passeios semelhantes. As dores de cabeça haviam diminuído e ela dormia bem. Em sua última carta, ela informou que as dores de cabeça haviam desaparecido quase por completo e que tanto ela como a família estavam muito contentes com seu progresso.

Menina, 11 anos. Encontrava-se em estado de pânico em razão dos exames escolares. Isso, apesar do fato de ser uma criança brilhante e da garantia, por parte dos pais, de que não fazia a menor diferença se ela passasse ou não nos exames. A menina entrou num estado de tamanho pânico que não conseguia dormir e, quando conseguia, tinha pesadelos terríveis que a levavam a acordar aos berros. Tinha fortes dores de cabeça a cada manhã e perdeu todo o apetite. Era óbvio que estava ficando seriamente doente. Prescreveu-se ROCK ROSE, o Remédio básico, para seu pavor extremo. Em quatro dias, ela já estava bem mais calma. Alimentava-se melhor e já conseguia dormir bem. Depois de mais uma semana, ela já voltara ao normal, sendo a mesma pessoa alegre e animada de sempre. Comia e dormia bem, dizendo achar que, afinal de contas, não se sairia tão mal nos exames. Fez os exames e foi aprovada.

Mulher, 55 anos, solteira. Era uma pessoa amedrontada por diversas coisas. Tinha muito medo de dor, de sua condição de saúde e da morte. Tinha dificuldade para tomar decisões; hesitava e postergava, desgastando-se pela tensão nervosa. Do ponto de vista físico, sofria de prisão de ventre, gases e azia, além de ter vômitos freqüentes. Esse quadro se mantinha havia muitos anos, mas, com exceção de um prolapso abdominal, os exames clínicos e radiológicos não revelaram a menor anomalia. A paciente se queixava de que a medicação prescrita fazia aparecer "pontos escuros e oleosos diante dos olhos", de forma que sua dieta, de muitos anos consistia num pedacinho de peixe, torradas e chá. Sofrera nos últimos tempos uma série de choques: diversas mortes na família e doenças graves entre seus amigos. Na nossa opinião, o medo encontrava-se na base de todos os seus problemas, sendo o responsável pela sua condição física. Prescreveu-se ROCK ROSE como Remédio básico, para seus pavores, e STAR OF BETHLEHEM para os choques que sofrera. Os Remédios, segundo ela, não acarretaram nenhum efeito colateral, sendo que os vômitos haviam cessado desde o início do tratamento. Embora a prisão de ventre se mantivesse, sentia-se melhor do estômago, tendo se livrado da azia, além de estar, de um modo geral, muito menos medrosa. Tomou os Remédios por mais três meses. Todos os seus medos desapareceram, enquanto a prisão de ventre foi bastante atenuada.

Mulher, 60 anos, viúva. Era uma pessoa muito nervosa, de medos profundamente arraigados, que resultavam em pesadelos aterrorizantes dos quais ela despertava aos berros. Esse estado de pavor persistia por mais de trinta e três anos. Quando seu marido era vivo, este conversava com ela e a acalmava; agora que estava sozinha, porém, ficava à mercê desse pavor noturno. Começara a sofrer, havia pouco tempo, de flebite, além de apresentar uma fadiga generalizada. Prescreveu-se ROCK ROSE para seus medos e HORNBEAM para fortalecê-la. Num mês, ela escreveu dizendo: "Estou muito satisfeita comigo mesma. Parei de gritar durante o sono a partir do momento em que iniciei o tratamento. Minhas pernas já não doem, de forma que consigo trabalhar no jardim sem me cansar. Estou muito mais feliz." Tempos depois, ela escreveu contando não ter havido a menor recaída em seus problemas.

Mulher, 74 anos, casada. Era uma pessoa cheia de medo. Tinha medo da possibilidade de vir a depender dos outros ou de perder o marido. Ficava com medo de acidentes sempre que lia algo a respeito nos jornais, e achava que jamais voltaria a se sentir bem. Ao procurar-nos, apresentava uma irritação na pele acompanhada de coceira. Afirmou que normalmente era uma mulher alegre e animada, procurando guardar as próprias ansiedades para si. Prescreveu-se ROCK ROSE para seu pavor e AGRIMONY como seu Remédio básico, por ela tentar ocultar seus medos. Um mês depois, a paciente informou-nos que já conseguia dormir bem e que a irritação cutânea estava cedendo. Continuou tomando os mesmos Remédios pelos dois meses seguintes, ao fim dos quais informou que, a não ser por duas pequenas recaídas, sua melhora física e emocional fora significativa. Acrescentou-se GENTIAN à prescrição seguinte, a fim de neutralizar o desencorajamento e as recaídas. Dois meses depois, informou que estava completamente curada e que jamais se sentira melhor física ou emocionalmente.

Menina, 10 anos. Ao sermos chamados, ela estava em estado de semicoma devido a uma pneumonia; sua temperatura era elevada e a paciente mostrava-se muito agitada. Seus pais estavam em pânico, estando a menina sob os cuidados do médico da família. Demos, imediatamente, ROCK ROSE para ela e os pais. Isso para contra-atacar a gravidade de seu estado e para neutralizar o pavor transmitido à menina pelo pânico e o medo dos pais. Os lábios e as gengivas da paciente foram umedecidos a intervalos regulares com o Remédio ROCK ROSE. No espaço de duas horas, a temperatura caiu abruptamente, sendo que durante toda a noite a menina recebia doses de ROCK ROSE de hora em hora. Ao despertar no dia seguinte, embora sua temperatura estivesse normal, ela ainda se sentia muito fraca e mal-humorada. Acrescentou-se, ao Remédio ROCK ROSE, os Remédios CENTAURY, indicado para pessoas que não conseguem fazer muito esforço em razão de sua fraqueza, e CHICORY, indicado para os que estão mal-humorados. Seu processo de cura foi firme e excelente, sendo que, num curto espaço de tempo, ela estava novamente bem.

Capítulo 28

ROCK WATER

Palavras-chave: Auto-repressão; negação de si mesmo; automartírio

É interessante especular sobre o que teria levado o Dr. Bach a incluir esse Remédio, que consiste em água rochosa, entre os trinta e oito Remédios, uma vez que os outros trinta e sete são obtidos a partir de plantas e árvores. Ele provavelmente reconheceu o estado mental correspondente a esse Remédio como sendo o de uma inflexibilidade profunda e, em certo sentido, dura como uma rocha. Esse estado mental necessita de gotas de água mole capazes, realmente, de furar a mais dura das pedras. O próprio Dr. Bach afirmou que esse Remédio se destinava às pessoas imbuídas de opiniões muito arraigadas acerca de religião, política ou reformas sociais; pessoas que permitem que suas mentes e vidas sejam governadas pelas teorias que abraçam. As pessoas do tipo ROCK WATER são severos capatazes de si mesmas. São rígidas em seu modo de viver, pois formaram altos ideais dos quais não podem desviar-se, empenhadas que estão em viver à altura desses ideais. Negam a si mesmas, submetendo-se a uma espécie de automartírio que visa manter o padrão de conduta ou a condição de saúde que consideram correta, ou mesmo santificada. *Não* se trata de um autodomínio, pois o verdadeiro autodomínio é alcançado através do esquecimento do eu e não da concentração nele. Trata-se, isso sim, de uma forma de autodominação; trata-se de indivíduos que governam a si mesmos com mão de ferro, que não conseguem compreender que determinadas práticas, como as dietas, são o resultado e não a origem do crescimento espiritual. O tipo ROCK WATER é o oposto do tipo VINE, pois o segundo tenta dominar os outros, ao passo que as pessoas do tipo ROCK WATER, via de regra, não interferem na vida alheia. Isso porque elas, na verdade, estão demasiado preocupadas com a própria perfeição e com a criação de um exemplo perfeito a ser observado por todos. Eis o comentário de alguém sobre uma pessoa do tipo ROCK WATER: "Ela se mantém sempre altiva; ela 'se segura', procurando o tempo todo ser ótima e influenciar os que estão por perto através de sua atitude e de seu exemplo."

Outro indivíduo disse, com respeito a si próprio: "Estudo e sou muito rigoroso com a minha dieta. Não como carne e, sim, muitas frutas. Não tomo chá nem café. Não como pão branco nem massas. Levo uma vida limpa. Não fumo e não bebo." Cabe observar que essa rigidez causava-lhe um sofrimento bem maior do que o mal que lhe poderia acarretar um pedaço de pão branco. São as pessoas "auto-encarceradas", os faquires, que mortificam a carne, os mártires, que negam a si próprios até mesmo os prazeres mais elementares da vida para não violarem o código rígido que impuseram a si mesmas. Uma dessas pessoas escreveu: "Vocês não acreditam na recomendação dos antigos sábios, 'Plantarás a malva, mas não comerás do seu fruto'? Isso quer dizer que devemos ser indulgentes e clementes com os outros, mas não com nós mesmos." Nossa resposta a *essa* questão é um enfático NÃO. Não podemos viver num estado de ausência de perdão, ou, pior ainda, num estado de inclemência, nem mesmo para conosco. Somos filhos do amor, e amar é perdoar; e somente os que aprenderam a perdoar a si mesmos são capazes de perdoar os outros.

Os aspectos positivos do tipo ROCK WATER são perceptíveis naquelas pessoas que possuem ideais elevados, mas que, ao serem convencidas de uma verdade ainda superior e melhor, mostram-se dispostas a renunciar às suas teorias e credos originais. São pessoas de mente aberta, que não se deixam influenciar facilmente pelos outros porque sabem de antemão que irão conhecer verdades maiores e mais profundas. A alegria e a paz que experimentam na vida encorajam os outros a seguir o mesmo caminho.

Casos Clínicos

Mulher, 70 anos, viúva. Pessoa bastante rígida consigo mesma, tinha estabelecido um rigoroso padrão de vida; parecia incapaz de levar em consideração qualquer ponto de vista diferente. Era uma pessoa sonhadora e fanática. Desde a morte do marido, trabalhava em casa como datilógrafa, porém suas frieiras, que apareciam no verão e no inverno, prejudicavam sua eficiência. Seus pés também eram afetados, sofrendo ela de fortes cãibras que muitas vezes a despertavam no meio da noite. Prescreveu-se ROCK WATER como Remédio básico, junto com CLEMATIS para seu aspecto sonhador. Em quatro semanas, ela informou que, apesar da chegada do inverno, as frieiras praticamente haviam desaparecido tanto das mãos como dos pés; ela sofria ainda algumas cãibras ocasionais, porém estas não eram tão fortes como antes. Contou que se sentia mais relaxada física e mentalmente. Tomou os Remédios por seis meses e escreveu dizendo: "Trabalhei numa casa sem calefação durante o inverno todo, e sem luvas durante essa última frente fria. As frieiras não voltaram e não tive mais cãibras noturnas. Sou muito grata por haver me livrado desses problemas tão antigos. Acho também que estou sendo mais compreensiva comigo mesma. Percebo, agora, que tive no passado uma visão muito rígida e que negligenciei os prazeres mais elementares da vida."

Homem, 53 anos, solteiro. Não bebia nem fumava e era fanático com relação à sua dieta. Não comia alimentos que poderia apreciar, pois temia que não lhe caíssem bem. Era implacável consigo mesmo no escritório e, quando não conseguia dar conta das tarefas do dia, levava o trabalho para ser completado em casa. Estava em constante atividade; isso, considerava ele, era o dever que tinha para consigo mesmo a fim de atender aos elevados padrões de vida que adotara. Era intolerante com as pessoas barulhentas, com os "emporcalhadores" das vias públicas e com o que considerava cretinice por parte dos outros. Do ponto de vista físico, sofria de um pequeno problema no coração e de arritmia cardíaca, além de insônia, tensão nervosa e indigestão, especialmente quando se alimentava altas horas da noite. Prescreveu-se ROCK WATER, como Remédio básico, para sua severa autodisciplina, e BEECH por sua intolerância para com os outros. O paciente sentiu-se melhor já no primeiro mês; mostrava-sc mais relaxado e menos afoito no trabalho. Começou a desfrutar de alguns prazeres da vida e a cultivar a tolerância e a compreensão. Passados mais três meses, estava curado. Seu problema cardíaco se normalizou, sua digestão melhorou. Ele se alimentava bem e, o mais importante, estava agindo e se sentindo como um ser humano novamente.

Mulher, 33 anos, enfermeira de um hospital. Ela estava estudando para tornar-se enfermeira particular. Trabalhara anteriormente nas Bahamas, onde contraíra uma artrite reumática que lhe ocasionava muita dor nas juntas. Quando nos procurou para tratamento, estava um pouco melhor, embora tivesse sofrido pouco tempo antes uma severa crise. Essa crise ocorrera enquanto ela se encontrava de visita a alguns parentes que, segundo ela, haviam-na desapontado profundamente: eles não viviam de acordo com os ideais dela. Contou que sempre se valera de rédeas curtas em sua vida. Não se permitia muitas satisfações; era o severo capataz de si mesma. "Descobri que minhas dificuldades são a arrogância e o orgulho – afirmou. – Eu pensava que poderia caminhar pela vida sem a ajuda de Deus ou dos homens, caso me mantivesse fiel a meus ideais pessoais de perfeição." Prescreveu-se ROCK WATER, como Remédio básico, para sua severa autodisciplina, e WATER VIOLET para seu orgulho. Durante a visita seguinte, ela contou: "A dor que sentia nas juntas está diminuindo e, por estranho que possa parecer, tenho vontade de orar e de ser humilde, apesar de ainda encontrar dificuldades, o que me deixa muito deprimida." Acrescentou-se GENTIAN à prescrição inicial, para seu desencorajamento. Houve, em certa medida, uma melhora, mas quando a paciente voltou a nos encontrar, disse: "Estou num enorme conflito com relação àquilo que meus professores querem que eu aprenda, porque acho que estão errados. Sinto-me de tal modo dominada pelo pânico que não sei se irei conseguir terminar o curso. Sinto raiva, e ressentimento também." Fez-se uma nova prescrição, formada pelos seguintes Remédios: ROCK WATER e WATER VIOLET, além de ROCK ROSE para o pânico e WILLOW para o ressentimento. A paciente tomou esses Remédios por três meses. Ao escrever-nos depois desse período, contou que havia concluído seu curso e que agora trabalhava como enfermeira particular. Disse ela: "Houve uma grande mudança em minha vida desde que passei a tomar os Remédios. Sinto-me cada dia mais forte. Se não tivesse experimentado pessoalmente o efeito deles, não teria acreditado! Eles me livraram da dor e transformaram-na em felicidade."

Mulher, meia-idade. Era uma rígida autodisciplinadora e uma pessoa muito dura consigo mesma. Contou que sofria de prisão de ventre desde os três anos de idade e que, por todos esses anos, seu intestino só funcionava a poder de laxantes. No âmbito emocional, sofria de medos de origem desconhecida e de indecisão. Prescreveu-se ROCK WATER, como Remédio básico, para sua rígida autodisciplina, SCLERANTHUS para sua indecisão e ASPEN para seu medo de origem desconhecida. Em três semanas ela informou que, praticamente pela primeira vez na vida, seu intestino funcionara normalmente sem que ela precisasse tomar laxantes. Disse também que estava livre de seus medos, sentindo-se totalmente apta a tomar decisões. Contou que se sentia como uma pessoa realmente feliz. Muitos anos depois, ela tornou a escrever, contando que não houve a menor recaída.

Homem, 54 anos. Era um homem de negócios. Nos dezoito meses anteriores, sofrera de uma dor cada vez mais intensa no pescoço, e que subia pela cabeça e pelo ouvido esquerdo. Um exame radiológico acusou uma espondilite, de forma que o paciente passou a se tratar com um osteopata. Era, por natureza, uma pessoa ativa, determinada e impaciente; gostava de silêncio e procurava sempre afastar-se de lugares barulhentos. Tinha ideais bastante elevados, negando a si mesmo muitos dos prazeres da vida por temer que estes pudessem prejudicar seu progresso espiritual. Ele se comparava a um touro, parado e cabisbaixo, pronto a defender os elevados princípios que estabelecera para si mesmo. Aplicava esse mesmo idealismo em seu ramo de negócios, assumindo suas responsabilidades com seriedade. Prescreveu-se ROCK WATER para sua autodisciplina, IMPATIENS para sua natureza normalmente impaciente e ELM por ele assumir suas responsabilidades profissionais com excesso de seriedade. A melhora foi lenta, mas, dois meses depois, ele contou que o enrijecimento no pescoço havia diminuído e, mais tarde, sua mulher escreveu dizendo: "Meu marido já consegue rir quando está em casa." Prosseguiu com o tratamento por vários meses ainda e o pescoço enrijecido foi gradativamente relaxando. Durante esse período, enfrentou em seus negócios uma crise, que lhe acarretou uma reincidência imediata da dor e do enrijecimento, além de um sentimento de pânico. Acrescentou-se ROCK ROSE à prescrição inicial, pelo sentimento de pânico, e STAR OF BETHLEHEM em razão do choque que sofrera. Na entrevista seguinte, ele disse achar que o orgulho era a causa de sua dor, uma vez que se orgulhava de seus ideais, de seu modo de vida e também de seu trabalho. Acrescentou-se WATER VIOLET à prescrição original composta por ROCK WATER, IMPATIENS e ELM. Passado mais um tempo, escreveu contando que estava sentindo um progresso lento mas constante. Contou que, apesar de trabalhar arduamente em seu jardim, o pescoço e o ombro não o incomodavam mais, acrescentando: "Eu gostaria de levar uma vida tranqüila no campo. Não tenho mais a ambição de ser um homem de negócios bem-sucedido; quero desfrutar da minha vida e da minha casa." Seu pescoço ficou totalmente curado de qualquer rigidez e sua mulher escreveu-nos contando que ele se tornara um homem diferente. Era terno, gentil e não mais impaciente. Estava de fato levando a vida de maneira bem mais tranqüila, tendo, inclusive, modificado seus inalcançáveis ideais.

Mulher, meia-idade, casada, mãe de três filhos. Declarou sobre si mesma: "Levo uma vida de autodisciplina e de desenvolvimento do Ser interior, o meu eu verdadeiro." Seu histórico clínico era longo e complexo. Sofria de indigestão e de repentinas e fortíssimas dores de estômago. Sua última crise se prolongara por dez semanas. Os médicos não conseguiam descobrir nenhuma origem patológica para as dores, conseguindo apenas ministrar drogas para mitigá-las. As dores voltavam periodicamente e, embora ela tivesse procurado diversos especialistas, estes também não conseguiram ajudá-la, sugerindo que aprendesse a conviver com o problema. Sua natureza era muito ativa e inclinada ao perfeccionismo; ainda assim, era capaz de sentar-se numa cadeira e cair no sono na presença de outras pessoas. Prescreveu-se ROCK WATER para a rigidez em relação a si própria; VERVAIN, por ela se forçar a continuar lutando, e CLEMATIS para essa sonolência incontrolável, na verdade uma fuga para suas dificuldades. A paciente manteve o tratamento por muitos meses. As dores foram diminuindo gradativamente, tanto em intensidade como em freqüência. Escreveu ela: "É um tremendo alívio para mim não ser mais tão sonolenta e estar com menos dores." A paciente tomou os Remédios por mais de um ano, quando tornou a escrever, contando: "Minha digestão melhorou imensamente. Não senti dores nesse tempo todo, sendo que os demais sintomas não estão tão graves. Estou muito menos tensa e procuro não trabalhar tanto como antes e nem colocar todo aquele empenho em tudo o que faço." Por fim, passados mais seis meses, ela escreveu: "Estou inteiramente bem sob todos os aspectos, e me sinto muito grata por isso. As dores nunca mais voltaram."

Mulher, 70 anos. Estava sofrendo de cálculo renal, sendo-lhe indicada uma cirurgia. Ao procurar-nos, apresentava dores intensas e periódicas, enquanto aguardava por um leito no hospital. Era uma mulher de natureza gentil e independente, um exemplo de dedicação aos ideais mais elevados e que buscava aperfeiçoar o próprio caráter de modo que os outros pudessem usufruir do seu exemplo. Prescreveu-se ROCK WATER para essa atitude um tanto inflexível para consigo mesma, e CRAB APPLE para limpar-lhe o organismo do cálculo renal. Quase imediatamente depois de começar a tomar os Remédios, a dor cedeu. A paciente continuou com o tratamento até internar-se no hospital. A operação foi muito bem sucedida e seu estado geral de saúde acusou grande melhora. Ela se tornou bem mais tolerante consigo mesma, usufruindo de uma vida mais completa e feliz do que jamais havia se permitido anteriormente.

Capítulo 29

SCLERANTHUS

Palavras-chave: Incerteza; indecisão; hesitação; desequilíbrio

SCLERANTHUS é o Remédio das pessoas que sofrem de indecisão. Faltando-lhes a capacidade de tomar uma resolução, ficam divididas entre dois caminhos ou possibilidades. O tipo SCLERANTHUS passa, também, por extremos de alegria e tristeza, de energia e apatia, de pessimismo e otimismo, de riso e de pranto. Em certo sentido, são pessoas não confiáveis e incertas, devido à sua incapacidade em concentrar-se, resultante de suas perspectivas em constante mutação. Por vezes, sua conversa é desordenada, pois costumam saltar de um assunto para outro. Não obstante, são pessoas tranqüilas e que não buscam aconselhar-se com o mundo todo, como as pessoas do tipo CERATO. Perdem um tempo precioso por não conseguirem tomar uma decisão, sendo que, ocasionalmente, essa incapacidade pode levá-las a perder boas oportunidades. Quando doentes, seus sintomas vão e vêm, ou ficam rondando por perto. A dor se apresenta inicialmente numa região e depois em outra; a temperatura poderá variar numa trajetória irregular. A falta de estabilidade e equilíbrio do tipo SCLERANTHUS pode ocasionar vários tipos de mal-estar relacionados com deslocamentos, tais como enjôo em aeronaves ou embarcações marítimas. As cartas enviadas por pacientes incluem observações como estas: "Tenho uma mente tagarela e atulhada de quinquilharias"; ou "Minha cabeça é um balão à deriva, passando sempre de um assunto para outro de forma desconexa"; ou, ainda, "Durante o dia sou muito ativo e confiante, mas à noite acontece uma inversão total. Ponho em dúvida minhas decisões e me arrependo de minhas atividades, o que me desperta no meio do sono ou me impede de dormir." Uma filha escreveu: "Minha mãe sofre de ataques periódicos de asma desde a juventude. Ela vive extremos de intensa atividade, embora não produtiva, e de total exaustão. Parece difícil para ela manter um meio-termo equilibrado." Outros, ainda, dizem: "Meus estados de ânimo variam como um mar revolto"; "Elevo-me às alturas quando as coisas vão bem e caio em depressão quando as coisas, mesmo as mais triviais, vão mal." Declarações desse gênero são típicas do estado de ânimo do tipo SCLERANTHUS.

Os aspectos positivos do tipo SCLERANTHUS refletem calma e determinação. Estão presentes nas pessoas rápidas para tomar decisões e prontas para agir, pessoas que mantêm sua estabilidade e equilíbrio em qualquer circunstância.

Casos Clínicos

Homem, 70 anos. Era, por natureza, uma pessoa tranqüila e gentil. Sofria de prisão de ventre havia setenta anos. Segundo ele, o problema era motivado por sua indecisão e pelas atribulações dela decorrentes. Toda vez que era solicitado a tomar uma resolução, fosse em casa ou no trabalho, era acometido por uma dúvida angustiante até chegar a uma decisão. Levara três meses para se resolver a nos procurar para tratamento! A morte repentina da esposa e a conseqüente solidão finalmente o impeliram a fazê-lo. SCLERANTHUS, o Remédio básico, foi prescrito para a sua indecisão, junto com GORSE, para a desesperança, e STAR OF BETHLEHEM, para o choque ocasionado pela perda da esposa. Em três semanas, ele informou que, embora a prisão de ventre não houvesse melhorado, sentia-se melhor e mais esperançoso. O mais importante era que ele dizia ter-se decidido quanto ao futuro de sua vida. Prescreveu-se unicamente SCLERANTHUS, como Remédio básico. Passados dois meses, o paciente afirmou não sofrer mais de indecisão nem de prisão de ventre, sentindo-se muito mais confiante do que no passado. Alguns anos depois, escreveu-nos contando que não tivera nenhuma recaída e que nenhum de seus antigos problemas havia reincidido.

Mulher, 40 anos, viúva. Acabara de ser pedida em casamento, mas não conseguia chegar a uma decisão. Escreveu-nos dizendo: "Minha mente vive em estado de permanente conflito. Estou sempre confusa quanto ao rumo a seguir." Contou, ainda, que ora se sentia triste, ora alegre, que por vezes era ativa e por vezes apática. Prescreveu-se SCLERANTHUS, como Remédio básico, para sua incerteza e instabilidade, e WILD OAT para ajudá-la a se tornar mais decidida quanto à vida e a seus planos futuros. Os resultados foram rápidos e frutíferos. Por fim, ela escreveu contando que estava casada e feliz e que não sofria mais de indecisão.

Mulher, 51 anos, viúva, mãe de duas filhas dependentes. Trabalhava num hospital municipal como recepcionista e, embora gostasse do trabalho, encontrava cada vez mais dificuldades em tomar decisões. Não conseguia se resolver entre abandonar o emprego ou continuar no hospital, e a incerteza a deprimia e a desencorajava. Desde os trinta e nove anos, sofria de ataques de náusea e de vômitos, acompanhados de enxaqueca. Esses ataques duravam em média dois dias, sendo que a violência dos vômitos a deixara exaurida e a fazia perder peso. Os médicos consultados mostraram-se incapazes de fazer o que quer que fosse para aliviar os ataques, sendo-lhe dito que as dores deveriam superar. Para piorar a situação, ela estava na menopausa e vivia em constante medo de uma náusea repentina, a tal ponto que raramente ingeria qualquer alimento. Seu Remédio básico era SCLERANTUS, prescrito para sua indecisão, ao lado de GENTIAN, para sua atitude de desencorajamento, e MIMULUS para o medo de um ataque. Ao fim do primeiro mês, ela contou que não sofria mais de náuseas, porém queixou-se da menopausa. Acrescentou-se WALNUT à prescrição original, para neutralizar as mudanças de vida que interferiam em suas atividades. Passados mais três meses, a paciente informou que estava muito melhor. Os ataques de náusea haviam desaparecido; seus períodos menstruais eram tranqüilos e livres de desconforto, tendo ela apenas um pouco de enxaqueca. Decidira por continuar no hospital. Ela continuou tomando os Remédios por mais dois meses, informando-nos, então, que estava curada e completamente livre de seus problemas passados.

Menino, 12 anos. Contou-nos que tinha uma "sensação gozada" no estômago. Era uma criança carente de autoconfiança e constantemente aborrecida. Não sabia o que desejava fazer e não conseguia tomar decisões a respeito de coisa alguma. Prescreveu-se SCLERANTHUS para sua indecisão e LARCH para sua falta de confiança. Durante algum tempo ele apresentou melhoras, acordando, porém, certa manhã, com a antiga dor no estômago. Acrescentou-se GENTIAN à prescrição anterior, para contra-atacar seu desencorajamento e sua depressão. Depois de tomar os Remédios por mais um mês, sua mãe informou: "Agora ele está muito bem e muito estável. Decidiu entrar para o escotismo."

Mulher, 40 anos, viúva. Depois da morte do marido, ela passou por um período de grande indecisão com respeito ao futuro. Não conseguia se resolver entre mudar para a Cornuália ou permanecer onde estava. Disse-nos ela em sua carta: "Estou completamente confusa." Prescreveu-se SCLERANTHUS como Remédio básico. Pouco tempo depois, ela escreveu-nos o seguinte: "Estou curiosa em saber o que vocês prescreveram para mim. Sinto-me bem melhor, porém o estranho é que minha mente se clareou. Descobri, de repente, que meus pensamentos haviam adquirido uma definição clara e foi então que percebi o quanto minhas idéias tinham estado enevoadas esse tempo todo."

Mulher, 28 anos, solteira. Era atriz profissional, filha única de pais italianos. Fora sempre difícil, para ela, tomar decisões e estava sempre mudando de idéia. Era sujeita a crises de depressão sem nenhuma razão conhecida, além de sofrer, alternadamente, de prisão de ventre e diarréia. Prescreveu-se SCLERANTHUS, para a sua incapacidade em tomar decisões, e MUSTARD para suas depressões de origem desconhecida. Verificou-se alguma melhora. Depois do primeiro mês, ela escreveu dizendo que, embora não estivesse sofrendo dor alguma, sofria pela idéia da *possibilidade* de sofrer alguma dor em seu próximo período menstrual. Contou que também estava sendo incomodada por uma leucorréia. Acrescentou-se CRAB APPLE à prescrição original, como um agente depurador. Dois meses depois, a paciente escreveu dizendo: "Não senti mais dores e estou ganhando peso. Tanto a colite como a leucorréia desapareceram. Sinto-me uma nova mulher, e mesmo a minha aparência está muito melhor. Estou me alimentando e dormindo bem. O mais importante de tudo, porém, é que agora eu consigo tomar decisões."

Mulher, 37 anos, casada. Ela escreveu-nos dizendo: "Não consigo tomar decisões. Deixo todas as resoluções para a última hora e depois tenho de correr, atrasada, para cumprir com minhas obrigações. Tenho dois filhos e trabalhei duro na época da guerra para obter alimento suficiente para a família, além de fazer o trabalho doméstico, mudando de lugar para lugar, fugindo do alcance das bombas por causa das crianças. Falta-me, agora, confiança e me sinto 'por fora' quando me encontro entre estranhos. Quero realmente ficar bem, pois sinto que estou dificultando as coisas para minha família e para mim também, além de estar perdendo a dimensão desses valiosos anos junto à família por causa dessa confusão e dessa falta de confiança." Prescreveu-se SCLERANTHUS para sua indecisão e LARCH para sua falta de confiança. De início, o progresso foi lento. Depois de dois meses, ela escreveu dizendo: "Sinto-me bem mais decidida e muito melhor fisicamente." A paciente informou nessa carta que sofria de diabete. Acrescentou-se CRAB APPLE à prescrição original e os resultados foram excelentes. Ela tornou a escrever, dizendo: "Reduzi o volume de insulina que tenho de tomar diariamente, de modo que as coisas parecem estar melhorando também nesse sentido." Passados outros dois meses, recebemos nova carta, na qual se lia: "Estou muitíssimo melhor e mais animada, conseguindo agora tomar minhas próprias decisões. Minha mãe diz que está maravilhada em ver como estou melhor sob todos os aspectos."

Capítulo 30

STAR OF BETHLEHEM

Palavras-chave: Efeito retardado de choque físico ou emocional

STAR OF BETHLEHEM é um dos cinco Remédios incluídos no Remédio "RESCUE", e sua função é a de neutralizar toda e qualquer forma de choque. Deve ser sempre utilizado em casos de acidente, pois, seja este de natureza leve ou grave, qualquer acidente invariavelmente acarreta um estado de choque. Se esse choque for neutralizado, a recuperação física é acelerada em larga escala. Notícias ruins e inesperadas, um pavor intenso ou uma decepção amarga resultam sempre em choque e infelicidade. O Dr. Bach chamava este Remédio de "O confortador e o amenizador das dores e tribulações". Por vezes, o efeito do choque mental se manifesta no corpo quase que de imediato. Há o caso de uma mulher, antes saudável, que se sentou nos degraus do porão de sua casa durante um bombardeio aéreo particularmente intenso em Londres. Ao fim do ataque, quando tentou se levantar, percebeu que mal conseguia fazê-lo: seus quadris pareciam paralisados e suas pernas não respondiam. Seu médico a informou de que o choque por que ela passara ocasionara-lhe uma artrite nas juntas dos quadris. Outra mulher passou a ter dores de cabeça cegantes após receber a notícia de que sua única filha havia sido morta num bombardeio. Estas dores causaram-lhe um sofrimento enorme por vários anos, até ela finalmente ser curada pelos Remédios de Bach. Outro paciente, um músico, escreveu: "Quando me volto para o passado, vejo que praticamente todas as minhas doenças foram resultado de algum choque. A artrite reumática, com certeza! Fui acusado de ter quebrado um antigo e valioso prato chinês, coisa que eu não havia feito. Foi um choque tão grande, que minhas mãos começaram a enrijecer, e até precisei abandonar o estudo da música." Por vezes, o efeito do choque é reprimido, mas podemos estar certos de que ele existe; um choque acarreta sempre um efeito. A pessoa vitimada por um choque pode parecer calma no momento; mais tarde, porém, semanas, meses ou mesmo anos depois, o efeito do choque se manifestará, ainda que o incidente original há muito tenha sido esquecido. Ele poderá se manifestar como um colapso nervoso, uma doença de pele, um distúrbio coronário ou qualquer uma dentre toda uma série de aflições mentais para as quais não se pode determinar uma causa específica. Assim sendo, quando tratamos de um caso que não responde aos Remédios prescritos, será útil ter à mão o Remédio STAR OF BETHLEHEM, que poderá ser o catalisador que estava faltando. Procure descobrir, da maneira mais cuidadosa possível, se o paciente sofreu algum choque profundo no passado. Procure descobrir se houve alguma pressão ou decepção recente. Tenha sempre em mente o seguinte: a maioria das pessoas, uma vez ou outra, sofre algum tipo de choque doloroso. O Remédio STAR OF BETHLEHEM neutralizará rapidamente suas conseqüências.

Casos Clínicos

Mulher, jovem, solteira. No ano de 1941, ela escreveu-nos dizendo: "Morei em Londres até o final de novembro último (1940), quando a cidade foi bombardeada incessantemente. Começo a sentir agora o resultado da tensão nervosa daquelas semanas. Sinto minha cabeça e meu pescoço como que presos por uma atadura de ferro, sendo que minhas glândulas do pescoço estão inchadas." STAR OF BETHLEHEM foi o Remédio indicado para o choque retardado, acrescido de VERVAIN, para a tensão descrita na carta e que não permitia que a jovem descansasse ou relaxasse. Seis meses depois, a paciente escreveu dizendo que era uma pessoa diferente, e que as dores de cabeça praticamente haviam desaparecido. Os mesmos foram repetidos e, um mês depois, ela escreveu dizendo: "As dores de cabeça desapareceram por completo e as glândulas voltaram ao normal. Antes de lhes ter escrito pela primeira vez, passei por um exame de olhos, pois eles me incomodavam muito. O médico afirmou que não havia nada de errado com eles, tratando-se de uma simples questão nervosa. Meus olhos se recuperaram de tal forma que não preciso mais usar óculos. Minha língua, que vivia esbranquiçada, está agora limpa e rosada. Há muitos anos eu não me sentia tão bem." Tempos depois, passados alguns anos, a paciente escreveu-nos contando que não houve reincidência alguma.

Mulher, meia-idade, casada. Escreveu-nos o seguinte: "Estou atravessando um período de angústia insuportável. A pessoa que mais amo nesse mundo está morrendo de câncer." Prescreveu-se STAR OF BETHLEHEM para o choque, além de CHICORY, por entendermos que seu amor e sua angústia *eram possessivos* e que seu estado mental não ajudava nem ao doente nem a ela. Pouco tempo depois de receber os Remédios, ela tornou a escrever, contando: "Foi maravilhoso. Consegui chorar e o sentimento de desolação desapareceu."

Mulher, 56 anos, viúva. Ao nos procurar para tratamento, estava passando por uma série de choques emocionais. Seis meses antes, ela tivera o seio esquerdo amputado. Em seguida, foi vítima de uma trombose na perna esquerda. Cinco semanas depois, seu marido falecia inesperadamente. O braço esquerdo da paciente estava inchado e praticamente inválido. Ela dormia mal, pois sua mente encontrava-se num turbilhão. Prescreveu-se unicamente STAR OF BETHLEHEM.

Dois meses mais tarde, a paciente já informava que estava se sentindo melhor; sua condição física melhorava, permitindo que ela dormisse durante toda a noite. Disse, todavia, que ainda tinha pensamentos tristes dos quais não conseguia se livrar por mais que se esforçasse. Acrescentou-se WHITE CHESTNUT para neutralizar esses pensamentos perturbadores e incessantes. A paciente tomou os Remédios por mais dois meses, apresentando uma melhora gradual porém decisiva. Finalmente, ela se sentiu apta a escrever: "Sinto-me bem melhor. Na verdade, sou outra pessoa. Meu braço e minha perna voltaram ao normal. Atualmente tomo a medicação [os Remédios] apenas quando sinto que estou necessitando." A paciente manteve contato conosco durante os quatro anos subseqüentes a essa carta, período no qual não se verificou a menor recaída.

Mulher, 50 anos, solteira. Na carta que enviou a nós, ela dizia: "Tenho um problema de depressão mental, que aparece, espaçadamente, há vários anos. Essas depressões começaram quando passei por uma experiência pessoal extremamente penosa, há vários anos. Foi um grande choque para mim e creio que jamais me recuperei. Agora, sempre que é preciso enfrentar algum fato ou situação penosa, sofro nova crise depressiva, acompanhada de considerável agitação, nervosismo e inquietação. Fico ruminando meus sintomas. Os pensamentos não param de girar em minha mente e parece que não há razão para eu viver." Prescreveu-se STAR OF BETHLEHEM para o choque ocasionado pela experiência dolorosa de anos atrás, e WHITE CHESTNUT para os pensamentos que se agitavam em sua mente. Dois meses depois, ela tornou a escrever, contando: "Sou-lhes muito grata. Há muitos anos eu não me sentia tão bem. É realmente maravilhoso não precisar tomar nenhuma daquelas drogas fortes que eu tomava antes. Nunca pude suportar nenhum daqueles medicamentos por causa dos efeitos colaterais tão incômodos e que me deixavam fisicamente doente." Ela tomou mais um frasco dos Remédios e contou que estava maravilhada ao descobrir que não sofria mais de depressões e que sua mente estava serena.

Homem, meia-idade, banqueiro. Sofrera recentemente um grande choque relacionado com problemas financeiros que o deixaram preocupado durante alguns meses. Estava sofrendo daquilo que seu médico diagnosticara como uma úlcera estomacal, quando seu apêndice se rompeu, caindo ele gravemente enfermo num hospital, onde seu intestino parou de funcionar. Todos os esforços pareciam ineficazes, sendo extremamente grave a sua situação. Prescreveu-se STAR OF BETHLEHEM imediatamente, para os choques por que ele passara, e ROCK ROSE para o pavor do paciente à sua enfermidade, aos médicos e ao hospital. Meia hora depois de tomar a primeira dose, o intestino atrofiado voltou a funcionar e a vida do paciente foi salva. Quando isso ocorreu, embora estando muito fraco, ele recobrou muito de seu senso de humor e perdeu o medo quase por completo, chegando mesmo a fazer pouco do seu estado. Prescreveu-se STAR OF BETHLEHEM novamente, além de OLIVE para o seu enfraquecimento, e AGRIMONY para a tortura mental que guardava para si. O paciente recuperou as forças rapidamente, recebendo alta do hospital para convalescer em casa. Seu progresso foi rápido, tendo se recuperado por completo em pouco tempo.

Mulher, 46 anos, viúva. Ao nos procurar para tratamento, estava sofrendo por causa de uma série de choques, além de apresentar exaustão nervosa e depressão. A história da paciente era a seguinte: sua filha única, que vivia em Portugal, havia perdido repentinamente o marido. Por isso, voltara a morar com a família, trazendo consigo dois filhos pequenos. Pouco depois da volta da filha, o marido da paciente também faleceu de repente. Como se não bastasse, sua casa foi totalmente destruída por um incêndio motivado por um curto-circuito no aparelho de rádio, sendo elas obrigadas a encontrar uma nova casa. Tão logo se instalaram na casa nova, a mãe, a paciente da qual trata esse relato, sofreu um ataque cardíaco, sendo obrigada a permanecer dois meses de cama. Neste ínterim, descobriu-se que ela estava com um problema de tiróide, sendo indispensável uma cirurgia. A cirurgia foi bem-sucedida e a paciente se sentiu melhor por certo tempo, porém precisou ficar acamada de novo durante a maior parte do dia, em razão de outra enfermidade. Prescreveu-se STAR OF BETHLEHEM pelos muitos choques por que ela passara, e OLIVE para seu estado de exaustão e depressão. Quatro semanas depois do início do tratamento, ela informou que se sentia melhor, conseguindo levantar-se da cama e se vestir. Seu progresso era a cada dia maior, conseguindo permanecer em pé por períodos sempre mais longos. Passado mais um mês, ela sentia que estava se fortalecendo: conseguia fazer pequenas caminhadas, dormia bem e não se sentia mais deprimida. Ela continuou tomando os Remédios por mais um mês, quando, então, informou que se sentia melhor do que nunca, e que considerava suas experiências amargas coisa do passado.

Homem, 70 anos, viúvo. Algumas semanas antes de nos procurar para tratamento, sua mulher falecera inesperadamente, causando-lhe um grande choque. Ele caiu em depressão, sentindo que a vida não tinha nada mais a oferecer-lhe. Prescreveu-se STAR OF BETHLEHEM para o choque, além de GORSE para sua imensa desesperança. Duas semanas mais tarde, ele escreveu contando não ter havido melhora alguma, acrescentando o fato de que sofria de prisão de ventre havia mais de sessenta anos. Acrescentou-se, então, MUSTARD à prescrição original, a fim de neutralizar sua profunda depressão e abatimento. Passadas seis semanas, o paciente nos escreveu dizendo que a depressão havia desaparecido, e que ele havia recuperado a paz de espírito. E acrescentou que, para sua grande surpresa e gratidão, a prisão de ventre, que por tanto tempo o perturbara, estava muito mais branda e raramente o incomodava.

Capítulo 31

SWEET CHESTNUT

Palavras-chave: Extrema angústia mental; desesperança; desespero

O Dr. Bach escreveu o seguinte a respeito do medicamento SWEET CHESTNUT: "É o [Remédio] para aquele desespero mental terrível e estarrecedor em que a própria alma parece estar sendo destruída. [É] o desespero irremediável daqueles que sentem ter atingido o limite de sua resistência." Trata-se de uma tortura mental extrema. A mente atingiu o ponto em que sente que não pode suportar mais. Ela resistiu ao máximo à pressão; agora tudo é um vazio, tanto no passado como no futuro. A mente e o corpo sentem uma exaustão, uma solidão profunda. Certo paciente descreveu esse estado numa carta: "Creio que sei (embora fisicamente eu não seja muito audacioso) o que significa ser levado a um mundo em que vemos sem enxergar, em que escutamos sem ouvir e no qual a pessoa mais próxima encontra-se a milhares de quilômetros de distância; um mundo no qual nem a morte pode vir em nosso auxílio." O tipo SWEET CHESTNUT é constituído por pessoas de caráter forte. Elas não são tentadas ao suicídio como as do tipo CHERRY PLUM. Têm pleno controle de suas emoções e guardam suas angústias para si mesmas. Nesse sentido, são semelhantes às pessoas do tipo AGRIMONY, que também guardam seus problemas consigo, embora a angústia do tipo SWEET CHESTNUT seja muito mais profunda. A desesperança sofrida pelas pessoas do tipo SWEET CHESTNUT é mais aguda do que aquela sofrida pelas do tipo GORSE; as pessoas do tipo SWEET CHESTNUT sofrem com uma intensidade que parece estar quase além da capacidade humana de sofrer. Os que sentem esse terrível desespero e que se mantêm dentro dele, normalmente acham que irão desmoronar, ainda que contra sua vontade ou intenção. Certo paciente, que sofrera de angústia mental por muitos anos, escreveu: "Sinto que cheguei ao limite de tudo. Sinto-me incapaz até mesmo de orar; o futuro é uma total escuridão. Não tenho nenhuma esperança, nenhuma paz. Estou num vazio absoluto e extremamente só."

O aspecto positivo dessa situação é perceptível naqueles que, mesmo em face de uma angústia tão profunda que pareça insuportável, conseguem invocar o Pai em busca de ajuda e mantêm sua confiança Nele. Desse modo, como disse o Dr. Bach, "o grito de socorro é ouvido; então os milagres acontecem". Os que alguma vez já experimentaram esse tipo de sofrimento possuem a compreensão e o desejo de ajudar todos os que estão em desespero.

Casos Clínicos

Homem, 70 anos, viúvo. Tivera uma vida das mais difíceis nos últimos quarenta anos; uma vida repleta de decepções, choques e sofrimentos, que ele suportou com firmeza e sem desespero. Quando sua mulher faleceu, sentiu que não podia mais resistir às pressões impostas pela vida e que atingira o limite de sua resistência. Tornara-se desesperado, deprimido, solitário e desesperançado. Sentia que nada mais havia em que se apoiar. Ao nos procurar, seu estado de saúde era bom, com exceção de uma prisão de ventre crônica que o obrigava a tomar um laxante por dia. Prescreveu-se SWEET CHESTNUT, como Remédio básico, para a depressão e a desesperança. Um mês depois, suas notícias já eram animadoras. Contou ele: "Tenho a satisfação de informar que a depressão está diminuindo. Já consigo enxergar uma luz no fim do túnel e estou recuperando minha fé." O paciente continuou tomando SWEET CHESTNUT por mais dois meses e voltou a escrever, dizendo: "Aquela depressão que parecia irremediável desapareceu por completo, enquanto a prisão de ventre melhorou além do esperado. Não preciso mais tomar laxantes. E, acima de tudo, adquiri uma autêntica paz de espírito."

Mulher, 56 anos, casada. Ela se casara ainda muito jovem, sem ter o menor conhecimento acerca de sexo ou das relações conjugais. Tivera três filhos numa rápida sucessão, passando, então, a adotar um método de controle de natalidade. Alguém, entretanto, disse a ela que essa prática equivalia a um assassinato, o que lhe causou grande perturbação mental e um sentimento de culpa cada vez mais intenso. A paciente não conseguia libertar-se desse sentimento, achando o tempo todo que jamais seria perdoada. Quando nos procurou, estava sofrendo de insônia e tinha pesadelos terríveis. Ela temia que em certas ocasiões viesse a perder completamente o autocontrole e machucar alguém, razão pela qual não permitia que o filho caçula dormisse ao seu lado na cama. Era uma mulher desesperadamente infeliz, que sentia haver chegado ao fim de suas forças e que não conseguiria suportar essa pressão por mais tempo. Ela não via solução para sua ansiedade. Não conseguia vislumbrar paz, esperança ou futuro; somente a desesperadora escuridão do grande desconhecido. Como Remédio básico, foi-lhe prescrito SWEET CHESTNUT, e CHERRY PLUM para sua falta de controle emocional. A melhora foi gradativa. Passados dois meses, ela já podia afirmar que os sentimentos de violência estavam se abrandando e que dormia ligeiramente melhor, embora ainda se sentisse carregada de culpa, atormentada pela idéia de que jamais seria perdoada. Acrescentou-se PINE à prescrição original, para neutralizar esse estado mental. Passados mais dois meses, ela escreveu contando que estava se sentindo muito melhor e que voltara a alimentar esperanças. Dois meses depois, tornou a escrever, contando: "Neste último mês, me senti melhor do que em muitos anos." O tratamento prosseguiu por mais alguns meses, não sendo registrada nenhuma recaída.

Homem, 70 anos, viúvo. Quando nos procurou, relatou toda uma série de infortúnios que fizeram de sua vida uma miséria por vários anos. Seus dois filhos haviam sido mortos na guerra. Recentemente, perdera a esposa e o amigo mais antigo num intervalo de poucas semanas. Sentia-se solitário, achando que não havia mais razão para viver. Contou que sentia falta dos amigos e de carinho desde a morte da esposa. Achava que até mesmo Deus o abandonara e se sentia incapaz de tolerar tanta angústia por mais tempo. Prescreveu-se SWEET CHESTNUT como Remédio básico, para seu sentimento de desespero e de angústia mental. Sua reação ao tratamento foi lenta mas firme; aos poucos, o paciente começou a vislumbrar alguma luz, um tênue raio de esperança. Nesse momento, o destino deu um pequeno empurrão através do aparecimento de um cãozinho perdido, que ele acolheu e do qual cuidou. Foi um momento decisivo. Alguns meses depois, o paciente escreveu contando que havia reconquistado a fé em Deus, sendo capaz agora de encarar o futuro com coragem.

Homem, 26 anos, sargento do exército. Durante a maior parte da guerra, servira no norte da África. Era um homem distinto, forte, sensível e muito benquisto pelo seu batalhão. Fora ferido três vezes, tendo recebido diversas condecorações por bravura. Ao ser desmobilizado, em 1946, começou a sentir uma reação às muitas e terríveis experiências pelas quais ele e seu batalhão haviam passado durante a guerra. Ele não conseguia apagar da memória as imagens das batalhas em que combatera. Passou a ter pesadelos terríveis, despertando trêmulo de medo e aos berros. Trancou-se em si mesmo, passando a evitar a companhia de outras pessoas. Disse que se sentia sozinho, nas trevas, sem luz, sem alegria, na verdade, sem nada, a não ser uma terrível angústia da alma e um enorme sofrimento. Disse não saber por quanto tempo poderia continuar são, sentindo que Deus o abandonara. Apesar disso, ele precisava trabalhar, pois tinha esposa e uma família para sustentar. Prescreveu-se SWEET CHESTNUT para sua angústia mental e ROCK ROSE para seu pavor. Gradativamente, com o passar das semanas, o paciente começou a recuperar a coragem e uma vaga esperança. O progresso foi lento, porém seguro, tendo ele persistido no tratamento até se sentir novamente calmo e corajoso como antes, livre das lembranças do passado. Passaram-se vinte e três anos desde então, sem que o paciente apresentasse recaídas ou outros problemas. Atualmente, é um homem saudável e feliz.

Mulher, 63 anos, solteira. Tivera uma infância infeliz e uma vida repleta de dificuldades. Um de seus pais cometera suicídio, sendo seus primeiros anos de vida marcados pelo infortúnio, a pobreza e a infelicidade. Música profissional, dotada de uma sensibilidade artística muito aguda, ao procurar-nos contou que vivia com uma amiga que estava sempre doente e que era alguém, no mínimo, muito difícil. A paciente estava começando a sofrer profundas depressões e temia não ser capaz de dar continuidade ao seu trabalho. As depressões se intensificaram à medida que sua saúde se deteriorava, estando ela, na ocasião, à beira de um colapso. Segundo ela, não havia nada mais a esperar; as depressões tornavam-se insuportáveis, sem que nada houvesse em sua vida a não ser trevas. Não havia perspectiva de ajuda ou de alívio. Prescreveu-se SWEET CHESTNUT para seu desânimo e desespero, além de OLIVE para fortalecer-lhe a mente e o corpo.

Embora a resposta fosse lenta, ela voltou a tocar piano, o que lhe trouxe a esperança de conseguir reconquistar sua felicidade. Suas forças foram retornando gradativamente, até que afinal ela se viu capaz de aceitar alguns alunos. O estados de depressão estavam se tornando menos intensos e mais espaçados. A paciente tomou os Remédios por mais de um ano, até que, por fim, se viu curada. Escreveu ela: "Como valeu a pena a luta para melhorar! Estou de novo ocupada com a minha música, coisa que tanto amo. E voltei a tocar em concertos! Minha amiga foi internada num hospital, onde receberá toda a atenção de que necessita."

Mulher, 66 anos, casada. Durante a maior parte de sua vida, fora uma mulher normalmente alegre e que gostava de viver. Nos últimos quatro meses, porém, estava sofrendo de uma dor aflitiva na garganta e na língua. A garganta estava constantemente dolorida e a língua seca, repleta de pontos brancos na superfície. A paciente estava plenamente convencida de estar sofrendo de câncer, recusando-se a acreditar nas garantias em contrário fornecidas pelo seu médico. Estava dominada por um desespero profundo e que não a abandonava, desespero que rapidamente se tornava insuportável, enquanto ela começava a sentir-se incapaz de arcar com esse peso por mais tempo. Não contara nada do que se passava ao marido, disposta como estava a carregar sozinha seu infortúnio. Quando a conhecemos, ela havia perdido praticamente toda a esperança. Prescreveu-se SWEET CHESTNUT para sua depressão e desespero profundos, junto com STAR OF BETHLEHEM para o choque produzido pela idéia do câncer. Depois do primeiro mês, a paciente informou ter-se livrado daquela depressão profunda, passando para um estado mental mais ameno e feliz, segundo suas palavras "para minha grande surpresa e gratidão". Sua língua estava melhor e praticamente restabelecida, ao passo que a garganta não estava mais dolorida. Na entrevista que a seguir manteve conosco, ela disse: "Não posso fazer de minha enfermidade uma idéia fixa; caso contrário, meu problema terminará por dominar a minha mente. Tenho uma grande tendência a viver no passado." Acrescentou-se HONEYSUCKLE à prescrição seguinte, a fim de combater essa tendência. Essa paciente continuou com o tratamento pelos seis meses seguintes. Houve recaídas ocasionais, porém de natureza mais branda e a intervalos cada vez mais espaçados. Por fim, ela pôde informar: "Estou progredindo firmemente agora. Minha garganta está bem, minha língua está normal e sei agora, é claro, que, afinal de contas, não havia câncer nenhum."

Capítulo 32

VERVAIN

Palavras-chave: Esforço excessivo; estresse; tensão; grande ansiedade

VERVAIN é o Remédio para as pessoas que usam sua energia mental ao extremo, o que resulta em esforço excessivo, estresse e tensão. É indicado para as pessoas que se empenham, por pura força de vontade, para fazer coisas situadas além de sua capacidade física. Essas pessoas "não medem esforços", resultando em exaustão física, enfermidades e crises nervosas. As pessoas do tipo VERVAIN sustentam idéias e opiniões bastante definidas, das quais raramente abdicam, procurando, pelo contrário, impô-las aos outros. São capazes de "ir às últimas conseqüências" quando acreditam que algo está correto. São os fanáticos, os reformadores, os missionários e os mártires de determinadas causas. Possuem grande coragem e enfrentam o perigo voluntariamente quando se trata de defender seus princípios. Via de regra, são rápidos no falar e no movimentar-se, além de fisicamente incansáveis. Freqüentemente, os outros são arrastados pelo seu entusiasmo, terminando estes, normalmente, cansados e exaustos pela pressão de sua influência. As pessoas do tipo VERVAIN são nervosas; elas se atormentam e se alvoroçam quando não conseguem fazer tudo aquilo que desejam. Quando sentem que não estão avançando com suficiente velocidade, são levadas a empreender esforços ainda maiores. Uma de suas afirmações típicas é: "Minha mente está sempre alguns passos à frente de meu corpo. Fico ansioso e minha pulsação se eleva imediatamente." Outra pessoa desse tipo escreve: "O estado de tensão e ansiedade em que me encontro é tão intenso que interfere drasticamente no meu sono. Vejo que estou passando dos limites, sem um minuto livre para relaxar. Estou abusando de minhas forças, o que também me deixa aceso durante a noite, ou, quando consigo dormir, sou acordado por pensamentos preocupantes que me estragam o sono." São pessoas tão ansiosas que jamais conseguem relaxar a mente ou o corpo, resultando-lhes em muito cansaço e desgaste. Trata-se de um mau uso, de um desperdício de energia, pois a vitalidade do corpo se exaure, o que, por sua vez, acarreta uma diminuição da resistência às enfermidades. Certo paciente escreveu: "Sei que sou nervoso, ansioso. Na minha juventude, as pessoas diziam que eu me movimentava como um 'relâmpago esbaforido'. Não estou habituado a duvidar do meu julgamento; tenho uma confiança enorme acerca da exatidão da minha visão." Sobre as pessoas do tipo VERVAIN, o Dr. Bach escreveu: "Elas demonstram grande entusiasmo e emoção pelo grande conhecimento que detêm, além de um desejo ardente de arrebatar todos para o mesmo estado; entretanto, esse entusiasmo pode ser um empecilho para seus ideais. Este [VERVAIN] é o Remédio contra o esforço excessivo. Ele nos ensina que é *sendo*, e não *fazendo*, que alcançamos as coisas importantes."

O lado positivo do tipo VERVAIN é perceptível no homem calmo, sábio, conhecedor da própria mente e que percebe que os outros também têm direito às próprias opiniões. Tal indivíduo mantém sua mente aberta; está sempre pronto a ouvir os outros e a mudar de opinião quando convencido da necessidade de fazê-lo.

Casos Clínicos

Dos registros do Dr. F.J. Wheeler, Membro da Escola Real de Cirurgiões e Licenciado da Escola Real de Patologia: "Homem, meia-idade, uma pessoa muito tensa, vigorosa e dogmática. Apresentava na virilha esquerda um espasmo, acompanhado de dor, havia anos. O diagnóstico inicial indicara um problema de flatulência, porém um exame radiológico revelou uma pedra no rim esquerdo. O homem se recusou a ser operado. Isso ocorreu em fevereiro de 1933. Entre essa época e outubro, quando ele me procurou como seu clínico geral, sofria três ataques intensos de dor por semana. Não conseguia permanecer tranqüilo na cama em razão da dor. Dei-lhe AGRIMONY para sua tortura mental e IMPATIENS para a tensão. Com isso, a dor foi aliviada e o paciente pôde retornar ao trabalho. Cinco dias depois, houve uma reincidência da dor, causando-lhe grande aflição durante a noite. Nessa ocasião, acrescentei VERVAIN para sua tensão e sua força de vontade e determinação em não resistir. Isso ocorreu às 9 horas da manhã; mais tarde, recebi um bilhete dele dizendo o seguinte: 'Por volta das 10h30 da manhã, fui ao banheiro para urinar. Durante um minuto não veio nada; em seguida, acompanhada por uma dor aguda, a pedra saiu! Vou ligar para a sua casa hoje à noite quando eu voltar do trabalho.' O homem tinha ido trabalhar cerca de uma hora e meia depois de ter tomado o Remédio VERVAIN. Levou consigo a pedra, que pesava cerca de 195 miligramas. Afora um ligeiro desconforto nos dias que se seguiram à saída da pedra, o paciente estava muito bem. Suas últimas notícias, enviadas em 1951, eram de que estava bem e que não tivera mais problema algum."

Mulher, 49 anos, viúva. Era uma pessoa que vivia num contínuo estado de tensão. Hiperansiosa, era acometida por medos infundados que afetavam seu julgamento e que interferiam no seu sono. Jamais conseguia encontrar um só momento para relaxar. Durante o dia, mostrava-se ativa e confiante, porém à noite sua apreensão e ansiedade irracionais a torturavam enormemente. Sua vida se resumia no trabalho, sem espaço algum para o lazer. VERVAIN, como Remédio básico, foi prescrito para sua natureza hiperativa e para a tensão que esta gerava, ao lado de ASPEN, para seu medo e ansiedade infundados, e WHITE CHESTNUT, para sua mente hiperativa e os pensamentos preocupantes que lhe perturbavam o sono. Em quatro semanas, a paciente apresentou grande melhora. Estava bem mais calma, sendo que passara uma única noite ruim desde que começara a tomar a medicação. Seu sono agora era natural e repousante, e ela arranjara tempo até mesmo para relaxar.

Homem, 52 anos. Na carta que nos enviou, ele se definia como "um lutador" e uma pessoa ativa, porém frustrada. Escreveu ele: "Quando eu me preocupo, deixo-me levar totalmente, coisa que acontece com tudo em que me envolvo, e me preocupo como o diabo." Ele se censurava severamente por determinadas experiências que tivera na juventude. Esse sentimento de culpa o levava a sofrer de uma contínua tensão nervosa e de um sério distúrbio estomacal acompanhado de hiperacidez e dor. Prescreveu-se VERVAIN, como Remédio básico, para sua natureza tensa e agressiva, e PINE para sua autocensura. Após tomar os Remédios por dois meses, ele pôde informar que suas dores gástricas gradualmente foram cedendo, até que, por fim, desapareceram por completo. Acrescentou ter adquirido senso de humor e que estava vivendo de maneira mais fácil e conseguindo usufruir as coisas boas da vida.

Homem, meia-idade. Perdera a visão de um dos olhos num acidente. Certa manhã, enquanto lia o jornal na cama, sua visão subitamente começou a obscurecer, até ficar totalmente cego. Ao consultar um oftalmologista, foi informado de que talvez fosse possível restituir-lhe a visão em três meses, sem que nada além disso lhe fosse prometido. Por insistência dos amigos, ele concordou em experimentar os Remédios de Bach. Durante a consulta, ele ressaltou que era um perfeccionista e que nada aquém da perfeição poderia lhe convir. Indicou-se VERVAIN para seu perfeccionismo, como único medicamento prescrito. Numa semana ele recuperou completamente a visão. Logo em seguida, já estava dirigindo seu automóvel e indo regularmente ao cinema, mas continuava com medo de que sua visão tornasse a falhar e que ele se visse sujeito ao mesmo choque emocional por que passara anteriormente. Prescreveu-se unicamente STAR OF BETHLEHEM, isso para *evitar* outro choque e para afastar a *idéia* de qualquer outro tipo de problema. Muitos anos depois, o paciente nos escreveu contando que não tinha havido nenhuma reincidência da cegueira.

Mulher, 74 anos, viúva. Era uma pessoa ativa e dinâmica, tanto do ponto de vista mental como físico. Era muito positiva e estava sempre pronta a convencer os outros de que ela estava certa. Desde os vinte anos, sofria de enxaqueca. As crises eram fortíssimas e normalmente se apresentavam quando ela pretendia sair para visitar amigos. Era extremamente ansiosa com relação a tudo, ressentindo-se das limitações impostas pela enxaqueca às suas atividades normais. Prescreveu-se VERVAIN para seu excesso de ansiedade e sua atitude dogmática, e WILLOW para seu ressentimento. Suas primeiras notícias, enviadas dois meses depois que começara a tomar os Remédios, foram de que ela sofrera uma única dor de cabeça. Sua última carta nos informava que durante o mês anterior não houvera nenhuma crise e que, para ela, a vida se tornara mais tranqüila e prazerosa.

Capítulo 33

VINE

Palavras-chave: Tendência a dominar; inflexibilidade; ambição

As pessoas do tipo VINE são eficientes, seguras, determinadas e ambiciosas. Seu raciocínio é rápido, podendo-se confiar nelas numa emergência, no sentido de fornecerem ordens corretas e de dirigirem os outros com segurança. Sua tendência, entretanto, é a de usar seus grandes dotes para conquistar poder e dominar os outros. Passam por cima das opiniões alheias, exigindo e esperando uma obediência cega. Têm ansia de poder, são ávidos por autoridade e implacáveis nos métodos empregados para alcançar seus objetivos. Jamais colocam em dúvida o fato de saberem determinadas coisas melhor do que ninguém, impondo suas vontades a todo mundo. Alguns trechos típicos de cartas sobre pessoas do tipo VINE dizem coisas como: "Ela é eficiente, faz tudo muito bem e espera que todos ajam de acordo com a sua vontade"; "ela determina as regras do jogo em sua casa e com todos os amigos, os quais, conseqüentemente, raramente a procuram". Essas pessoas podem ser tirânicas e ditadoras, como certos pais que governam seus lares com uma disciplina férrea. Elas parecem, na verdade, se comprazer com o poder que exercem sobre os outros, pois são duras, cruéis e isentas de qualquer compaixão para com as pessoas de seu convívio. Quando enfermas, costumam instruir seus médicos, enquanto aqueles que cuidam delas se mantêm ocupados procurando seguir-lhes as instruções. Raramente se metem em discussões, tamanha é a certeza que possuem de estarem certas. As pessoas do tipo VINE não têm o menor desejo de converter os outros ao seu modo de pensar. Elas simplesmente exigem uma obediência implícita e inquestionável, por estarem sempre com a razão. Quando não conseguem exercer o poder sobre alguém, perdem rapidamente seu interesse pela pessoa, ignorando-a por completo a partir de então. A atitude rígida e a vontade inflexível do tipo VINE, ao lado da crueldade inerente à sua natureza, freqüentemente se manifestam como tensão extrema. Isso, por sua vez, leva a penosos problemas físicos, como doenças que envolvem enrijecimento muscular, pressão sangüínea elevada, endurecimento de artérias e outras formas de limitação física.

O aspecto positivo do tipo VINE manifesta-se no governante, no líder ou professor sábio, amoroso e compreensivo. Qualquer indivíduo possuidor dessas qualidades e que as empregue no sentido de orientar os outros não tem necessidade de dominar; no caso, trata-se de uma pessoa que ajuda os outros a se conhecerem e a encontrarem seu rumo na vida. É o líder capaz de inspirar os que estão a seu redor através de sua inabalável confiança e segurança.

Casos Clínicos

Mulher, 38 anos, casada. Escreveu ela: "Sou uma doadora de sangue, mas acho que me excedi um pouco. Agora tenho dores de cabeça que me deixam muito nervosa; não consigo mais sequer colocar um chapéu. Sou bastante determinada por natureza. Amo o meu marido e o meu cachorro, mas controlo a ambos com rédeas de ferro. Consigo me dar bem com as pessoas se elas vêem as coisas à minha maneira e quando fazem as coisas ao meu modo." VINE, o Remédio básico, foi prescrito para sua natureza dominadora, e MIMULUS para o medo e o nervosismo ocasionado pelas dores de cabeça. Dois meses depois, ela tornou a escrever, dizendo: "Estou muito melhor. As dores de cabeça passaram e já consigo usar chapéu normalmente. Não sou mais tão agressiva como antes."

Mulher, 45 anos, casada. Era mãe de três filhos, dos quais exigia uma obediência absoluta. Era, por natureza, uma mulher capaz e determinada. Quando nos procurou, estava sofrendo de uma artrite no joelho que a impedia de fazer muitas das coisas que desejava, deixando-a com um sentimento de frustração e desesperança. Prescreveu-se VINE para sua natureza dominadora e GORSE para seu sentimento de frustração e desesperança. Ao longo de um período de três meses, ela gradativamente começou a melhorar. Ao fim desse tempo, já conseguia caminhar normalmente, livre de qualquer dor no joelho, embora ainda permanecesse alguma rigidez. A paciente afirmou que se sentia muito melhor consigo mesma e que em sua casa toda a família estava muito mais feliz. O tratamento estendeu-se por mais um mês, sendo que desde então não houve recaídas.

Homem, 65 anos, casado, médico. Tratava-se de uma pessoa muito determinada e enérgica, além de ser um excelente médico. Insistia em que tanto seus pacientes como sua família o obedecessem de maneira irrestrita, normalmente com justificações de sua parte. Ao sermos chamados, ele estava sofrendo de um lumbago no lado direito e de cãibras na batata das pernas. Teve, ao mesmo tempo, uma gripe fortíssima acompanhada de febre alta. Sua única preocupação era por não estar conseguindo cuidar de seus pacientes. Prescreveu-se VINE, como Remédio básico, para sua natureza autoritária, além de ELM, por ele se sentir em falta quanto às suas responsabilidades para com seus pacientes, e ROCK ROSE para a gravidade de sua condição e sua temperatura elevada. Dois dias depois de iniciar o tratamento, sua temperatura estava normalizada, sua aparência era muito melhor e o lumbago melhorara sensivelmente. Acrescentou-se HORNBEAM aos Remédios, a fim de lhe dar forças. Em uma semana, ele já se sentia apto a reassumir seu trabalho. A dor nas costas e nas pernas desaparecera por completo. Sua filha acrescentou: "E ele se tornou, também, muito mais gentil."

Homem, 47 anos, casado, funcionário do Serviço Colonial. Era pai de três filhos; exigia uma obediência absoluta não apenas deles como de todos os que trabalhavam sob suas ordens. Ao nos procurar, encontrava-se numa condição física de grande precariedade. Estava sofrendo de um problema intestinal ocasionado pela ingestão de leite impuro, além de um problema de hemorróidas e de evacuação involuntária; tal condição fora agravada nas Ilhas Maurício por uma disenteria amebiana. Seu peso era muito acima do normal. O paciente contou que não se sentia verdadeiramente enfermo, mas que tinha dores nos ombros, uma forte dor abdominal e que a evacuação involuntária o irritava profundamente. Prescreveu-se VINE, como Remédio básico, para sua natureza dominadora, além de IMPATIENS para sua irritabilidade e CRAB APPLE como um depurador para o problema da evacuação. As primeiras notícias que enviou indicavam que a dor abdominal havia diminuído, que ele dormia melhor, porém que as dores nos ombros e o problema da evacuação ainda persistiam. Dois meses depois, tornou a dar notícias, contando que estava com uma disposição mais alegre e otimista e que a evacuação estava se normalizando. O paciente continuou com o tratamento, até que finalmente pôde informar que estava curado. A evacuação estava controlada, as dores abdominais e dos ombros haviam passado, seu peso diminuíra, enquanto sua natureza se tornara bem menos severa e mais alegre, fato este bastante apreciado pela sua família.

Mulher, 45 anos. Ela desenvolvia um trabalho profissional de cura. Uma de suas amigas tinha a dizer o seguinte a seu respeito: "Ela diz a todo mundo, do bispo para baixo, exatamente o que eles devem fazer, quais são seus sentimentos e quais as boas qualidades que lhes faltam e que deveriam cultivar. É uma pessoa muito difícil para seus amigos e conhecidos." A paciente trabalhara em excesso e sofrera um colapso nervoso, além de também sofrer de hemorróidas acompanhadas de sangramento. Prescreveu-se VINE, o Remédio básico, sob a forma de gotas e também numa pomada com a qual deveria untar a região das hemorróidas após cada evacuação. Suas primeiras notícias indicavam que se sentia melhor e que as hemorróidas já não sangravam, embora não tivessem diminuído. Na informação seguinte que enviou, ele dizia estar se sentindo muito melhor, já conseguindo retornar ao trabalho. Permanecia ainda uma hemorróida, porém livre de sangramento. As últimas notícias informavam que as hemorróidas haviam desaparecido por completo e que ela estava trabalhando arduamente outra vez. Acrescentou ter descoberto que agora conseguia ver as boas qualidades dos outros em lugar dos defeitos, e que seus amigos estavam muito satisfeitos.

Mulher, casada, sem filhos. Era uma pessoa que trabalhava com afinco, mas que queria dominar a todos, inclusive o marido. Procurava sempre fazer o bem para todos, quer estes o apreciassem ou não. Disse que se dava bem com as pessoas quando estas viam as coisas à maneira dela, sendo que seu modo de encarar as coisas era o modo correto! Quando nos procurou para tratamento, encontrava-se numa condição delicada de saúde. Apanhava muitos resfriados e bastava colocar um chapéu para que sua cabeça começasse a doer. Prescreveu-se VINE, como Remédio básico, para sua personalidade dominadora, e IMPATIENS para a tensão e as dores de cabeça. Passadas seis semanas, a paciente informou que as dores de cabeça haviam desaparecido e que ela já conseguira voltar a usar chapéu. Não tinha mais resfriados e se sentia muito bem. Porém, o mais importante de tudo foi o que ela expressou com as seguintes palavras: "Saibam que não tenho mais nem a metade de minha antiga agressividade, fato que chamou a atenção de meus amigos."

Homem, 69 anos. Fora conhecido, durante toda a sua vida, como um bom trabalhador e uma pessoa que não perdia a cabeça fosse qual fosse a situação. Tinha um caráter forte e determinado e gostava que as coisas fossem feitas do seu jeito. Quando se aposentou, surgiu-lhe uma artrite reumática nas costas e nos quadris, condição agravada depois com a morte da esposa. Ao nos procurar, parecia muito deprimido e desesperançado; conseguia perceber apenas o lado obscuro da vida e sentia-se solitário. A dor era tão forte que o impedia de se manter ereto. Prescreveu-se VINE, por seu caráter determinado, GORSE para sua desesperança, e IMPATIENS para sua tensão física e mental. O tratamento foi iniciado em novembro de 1967. Gradativamente, sua perspectiva de vida foi se modificando. Ele se tornou mais esperançoso e menos pessimista ao perceber que sua postura estava mais ereta e que a dor com o tempo estava diminuindo. Prosseguiu com o tratamento até julho de 1968. Nessa ocasião, já conseguia caminhar três milhas com facilidade, livre de qualquer dor. Conseguia fazer todo o trabalho doméstico, bem como uma vigorosa jardinagem sem se cansar. Tornou-se alegre e satisfeito, além de estar sempre pronto a ajudar os vizinhos em seus jardins. O problema da artrite apresentou grande melhora. Embora as juntas dos quadris ainda estivessem um pouco enrijecidas, o paciente se viu completamente livre da dor, sendo sua artrite considerada curada. Ele continuou a manter contato conosco sem acusar a menor recaída.

Capítulo 34

WALNUT

Palavras-chave: Supersensibilidade a idéias e influências; para romper antigas ligações

As pessoas do tipo WALNUT têm idéias e ambições definidas na vida. Suas metas, ansiosamente perseguidas, são tão importantes para elas que as convenções que poderiam impedir sua realização são simplesmente ignoradas. Raras são as ocasiões em que as pessoas do tipo WALNUT se deixam influenciar pelos outros, embora possam ser dominadas por uma personalidade mais forte e positiva, ou por uma circunstância extrema. Alguma ligação com o passado, algum vínculo familiar ou a força de algum hábito podem impedir e frustrar seus planos e até mesmo modificar o rumo de suas vidas. É preciso que elas se libertem desses vínculos para que possam cumprir sua missão. WALNUT é o Remédio que rompe ligações; é o Remédio que liberta os indivíduos desses entraves, protegendo-os das influências externas. O Dr. Bach escreveu: "WALNUT é o Remédio para os estágios de transição, a dentição, a puberdade e as mudanças de vida. É indicado para as grandes decisões que se tomam na vida, tais como uma mudança de religião, uma mudança de ocupação ou uma mudança de país. É o Remédio para os que decidiram dar um grande passo na vida, romper antigas convenções, abandonar limites e restrições antigas e recomeçar tudo em novas bases. Isso freqüentemente acarreta sofrimento físico, em razão do considerável pesar e tristeza envolvidos quando se abandonam vínculos, relações e pensamentos antigos. E esse Remédio é um grande quebrador de encantos, tanto das coisas do passado, normalmente classificadas como hereditariedade, como de circunstâncias do presente."

Os aspectos positivos da personalidade WALNUT são a constância e a determinação manifestas naqueles que levam adiante seus ideais e sua missão de vida, impermeáveis às circunstâncias adversas e que não se deixam intimidar por opiniões ou pelo escárnio alheio. O próprio Dr. Bach foi um bom exemplo do tipo WALNUT. Renunciou a todos os seus antigos ideais médicos com o propósito de descobrir uma melhor maneira de curar as pessoas. E se lançou a essa busca apesar do ridículo, da falta de estímulo e do aconselhamento em contrário por parte de seus antigos colegas. Foi perseverante mesmo em face à poderosa influência de sua própria prática e formação médicas.

Casos Clínicos

Mulher, 50 anos, casada. Ao nos procurar, estava atravessando a menopausa. Apresentava um corrimento uterino, além de dores, acessos de calor e prisão de ventre. Irritada, deprimida, ressentida e desesperançada, estava em guerra com o mundo. Era acometida, a cada mês, de intensas dores de cabeça e ataques de náusea. Fora, anteriormente, uma mulher bem adaptada, vigorosa e diligente no trabalho; agora, porém, mal se sentia capaz de chegar ao termo de cada dia, tendo a vida se tornado um verdadeiro fardo para ela. WALNUT foi o Remédio indicado para a mudança radical representada pela menopausa, acrescido de GORSE para sua depressão. As primeiras três semanas não registraram mudança alguma em seu quadro, mas, ao se aproximar o fim do primeiro mês, a paciente notou que o corrimento havia cessado e que as dores haviam diminuído. Nesse mês, ela não sofrera dores de cabeça nem náuseas. Nessa entrevista, ela lembrou que talvez fosse possessiva demais com relação à filha. A paciente sentia-se extremamente só desde que a jovem saíra de casa. Acrescentou-se CHICORY aos dois Remédios iniciais, em razão de sua enorme possessividade. Um mês depois, ela tornou a mandar notícias. Contou que o corrimento estancara por completo e que as dores tinham desaparecido; a paciente sentia-se melhor sob todos os aspectos. Prosseguiu com o tratamento por mais três meses, quando, então, contou: "Estou bem melhor, mais ativa, muito mais feliz e satisfeita. Trata-se, de fato, de uma 'mudança de vida' no seu melhor sentido! Agora, só consigo pensar na felicidade de minha filha."

Mulher, 45 anos, solteira, estivera sob o domínio de uma amiga por muitos anos e apenas conseguira libertar-se dessa relação pouco tempo antes. Sofria, desde então, de constantes problemas de saúde e de má sorte. Ao nos procurar para tratamento, estava muito deprimida. Apanhava muitos resfriados, além de apresentar um problema de sinusite e enrijecimento na nuca. Contou-nos que, anteriormente, tinha um "profundo interesse pela vida. Agora, tudo parecia andar errado". Ela já experimentara diversos tipos de tratamento, porém sem resultados. A paciente pensava que se libertara da dominadora influência da amiga, todavia o vínculo não fora rompido; continuava cheia de medo e de ódio por sua ex-amiga. Prescreveu-se WALNUT para protegê-la de quaisquer influências indesejáveis e para ajudá-la a conseguir um rompimento definitivo, além de ROCK ROSE para seu medo, que atingia os limites do pavor. Sua saúde começou a melhorar quase que de imediato; ela conseguiu recuperar-se em pouco tempo dos resfriados, embora a rigidez da nuca se mantivesse. Seu sono havia melhorado, porém ela freqüentemente despertava em profundo estado de melancolia. Acrescentou-se MUSTARD à prescrição original, a fim de neutralizar essa melancolia. A paciente continuou melhorando, voltou a ter esperança e interesse pela vida. Foi nesse ponto que ela se deu conta da necessidade de eliminar o medo e o ódio se desejasse libertar-se por completo das influências do passado. A combinação seguinte de Remédios, formada por WALNUT, ROCK ROSE e CENTAURY, visava dar-lhe resistência e fortalecer sua determinação. Continuou tomando os Remédios por mais alguns meses, até ter sua saúde totalmente restabelecida. O mais importante era que agora estava livre para viver sua vida da maneira como sempre desejara, longe de quaisquer influências externas.

Mulher, 40 anos, solteira. Era uma mulher de negócios, que ocupava um cargo de responsabilidade e que era dotada de uma personalidade muito forte. No início de 1957, fora acometida por repentinos e graves ataques da síndrome de Ménière, obrigando-a a interromper seu trabalho. A paciente tinha tonturas, vômitos e não conseguia mais caminhar em linha reta. Ao nos procurar, estava apreensiva e nervosa. Prescreveu-se WALNUT para a interferência acarretada por sua condição física em sua vida, MIMULUS para seus temores e SCLERANTHUS para neutralizar sua tontura e o caminhar claudicante, indicativos de uma instabilidade na sua natureza. A paciente recebeu a medicação, mas decidiu tomá-la apenas quando se sentisse mal, suspendendo-a quando estivesse bem. Tal procedimento era totalmente contrário às instruções que recebera. Conseqüentemente, apresentou alguma melhora, mas os sintomas voltaram a se apresentar no outono, com ataques freqüentes, embora mais brandos. Após nova consulta, decidiu tomar os Remédios seguindo nossas instruções, ou seja, regularmente. A prescrição foi alterada para WALNUT, SCLERANTHUS e OAK, este último por ela ter persistido apesar de suas dificuldades. Eliminou-se o Remédio MIMULUS, por ela haver perdido todo o medo dos ataques. Seu quadro melhorava agora firmemente e, em janeiro de 1960, escreveu contando: "Tenho a satisfação de lhes informar que não tive nenhum ataque mais sério desde o Natal de 1957. Tenho ainda outras boas notícias. Os ruídos no ouvido, sobre os quais eu não tinha falado a vocês, e que haviam surgido cerca de quatro anos antes dos ataques, desapareceram. Portanto, minha audição também está melhorando."

Mulher, 50 anos, casada. Ela atravessava a menopausa, sendo perturbada por desagradáveis acessos de calor. Esses acessos interferiam em seu trabalho como assistente social na cidade em que vivia. Contou-nos que estava sendo excessivamente influenciada pelos outros, que a aconselhavam a abandonar o trabalho e a descansar. Ela não pretendia fazer isso, ainda que a pressão fosse grande. Prescreveu-se WALNUT para contra-atacar a pressão exercida pelas pessoas, bem como para a mudança em sua condição física, que alterava sua rotina normal. (WALNUT é o Remédio para neutralizar o efeito de qualquer mudança que interfira nas atividades normais da vida da pessoa. Essas mudanças podem ser ocasionadas pela dentição, a adolescência, a menopausa ou até mesmo uma nova sogra.) Cerca de seis semanas depois, ela escreveu: "O medicamento fez maravilhas comigo. Parece um sonho; sou agora uma nova pessoa. Não tenho mais aqueles acessos."

Mulher, 84 anos, uma curadora espiritual. Percebeu que havia desenvolvido tal hipersensibilidade a ponto de captar em seu organismo as condições físicas daqueles que a procuravam em busca de cura. Seu corpo estava se enfraquecendo, tornando-se cada vez mais vulnerável ao contágio pelas enfermidades alheias. Começava a sentir que sua própria fraqueza era tão grande, e que interferia de tal modo em seu trabalho de cura, que talvez fosse necessário abdicar de sua prática. Prescreveu-se WALNUT, a fim de protegê-la das influências externas.

Em poucas semanas, ela informou que se sentia muito melhor e mais forte, acrescentando que não estava mais sujeita às enfermidades e distúrbios de seus pacientes.

Homem, 22 anos. Fora um prodígio na infância, tendo aprendido a ler com a idade de quatro anos. Lecionara história numa grande escola, mas fora obrigado a se afastar, pois começara a ouvir vozes e a ter pesadelos assustadores. Tal condição era atribuída por ele à influência de um homem que conhecera alguns anos antes. Prescreveu-se WALNUT para libertá-lo da influência desse homem, uma vez que estava interferindo no trabalho do paciente, trabalho esse com o qual ele se identificava, e ROCK ROSE para o pavor aos pesadelos e às vozes. Suas primeiras notícias indicavam que ele já conseguia relaxar o corpo todo, que seu sono era bom e livre de pesadelos e que as vozes estavam desaparecendo. Ele prosseguiu com o tratamento por sete meses ao todo, conseguindo nesse período grande progresso, apesar de algumas pequenas recaídas. A medicação sempre incluía o Remédio WALNUT, enquanto os outros iam sendo prescritos de acordo com o estado mental do paciente. Finalmente, ele se sentiu novamente um homem livre, rompendo em definitivo com a pessoa que lhe causara aquele problema. Recebeu uma excelente proposta para lecionar e estava em condições de aceitá-la.

Mulher, 39 anos, solteira. Era uma profissional de carreira. Vivia com uma tia muito dominadora e que era hostil para com sua profissão, fazendo todo o possível, inclusive, para impedir que a sobrinha trabalhasse. Quando nos procurou para tratamento, a paciente encontrava-se numa condição de saúde bastante precária e, além disso, estava entrando na menopausa. Contou-nos que gostava de seu trabalho e que estava conseguindo um firme progresso no emprego; estava determinada a não desistir. Todavia, considerava difícil suportar a oposição da tia, pela qual nutria um profundo ressentimento. Prescreveu-se WALNUT, a fim de libertá-la da influência da tia, e WILLOW para seu ressentimento. Cerca de seis semanas depois, a paciente encontrou-se conosco, acusando ótimos resultados. Sentia-se mais calma, mais forte e menos ressentida em relação à tia, embora estando mais determinada do que nunca a seguir a profissão que escolhera. Passado mais um mês, ela informou que já conseguia enfrentar a tia sem permitir que isso a afetasse em absoluto e que há muitos anos não se sentia tão bem.

Trecho de uma carta que nos foi enviada pela mãe de uma criança: "Meu filhinho estava encontrando dificuldade com o começo da dentição; ficou agitado, dormia mal e chorava o tempo todo. Nada do que eu pudesse fazer parecia ajudá-lo, até que me lembrei que o Dr. Bach dizia que o Remédio WALNUT ajuda em 'qualquer período de transição na vida', sendo a dentição um desses momentos. Dei-lhe o Remédio WALNUT e ele passou a dormir bem e a se mostrar menos agitado e inquieto quase que de imediato. Voltou a ser um bebezinho feliz."

Capítulo 35

WATER VIOLET

Palavras-chave: Orgulho, altivez

As pessoas do tipo WATER VIOLET são muito tranqüilas. Ficam contentes quando estão consigo mesmas, porque possuem grande paz interior e serenidade. São autoconfiantes e seguem os próprios passos sem interferir nos assuntos alheios, não admitindo, porém, a menor interferência em seus assuntos pessoais. Carregam suas penas e sofrimentos em silêncio, sem jamais os impor aos outros. Quando as pessoas do tipo WATER VIOLET adoecem, preferem ser deixadas a sós e imperturbadas. São pessoas talentosas e inteligentes, sendo que sua capacidade e conhecimento profundo levam-nas a parecer orgulhosas e altivas. Normalmente, se sentem superiores aos outros, sendo por vezes desdenhosas e condescendentes. Tendem, ocasionalmente, a sofrer de problemas físicos, pois o orgulho e a rigidez mental freqüentemente se manifestam no organismo como enrijecimento e tensão física. O tipo WATER VIOLET é diferente do tipo HEATHER, pois o segundo necessita da atenção e da simpatia dos outros, comprazendo-se em discutir seus problemas e enfermidades com todo o mundo. A pessoa do tipo WATER VIOLET é o extremo oposto da pessoa do tipo VINE. A segunda gosta de dominar os outros, coisa que seria abominável para a pessoa do tipo WATER VIOLET, a qual, na sua grande tolerância, jamais iria interferir em questões que não lhe dizem respeito, mesmo estando em profundo desacordo com estes.

Encontramos as qualidades positivas do tipo WATER VIOLET naqueles que colocam sua grande capacidade a serviço dos outros. O Dr. Bach escreveu o seguinte com respeito a eles: "São aqueles que possuem uma grande mansidão, são os conselheiros tranqüilos, complacentes, sábios e práticos, dotados de equilíbrio e dignidade, e que passam suavemente pela vida."

Mulher, 60 anos, solteira. Era diretora de um grande internato de meninas. Mulher alta, gentil e serena, tinha uma aparência das mais distintas. Dirigia a escola com eficiência, fazendo questão de jamais interferir em seu quadro de funcionários, a menos que fosse absolutamente necessário. Ao procurar-nos para tratamento, estava sofrendo de intensas dores de cabeça. Disse estar ciente de que o motivo dessa dor residia nela mesma. Já fazia algum tempo que, contrariamente à sua natureza, se tornara exasperada com um dos elementos de sua equipe, embora ocultasse o fato da pessoa. Contou-nos ela: "Eu me culpo a mim mesma por ser afetada dessa forma." WATER VIOLET, o Remédio básico, foi prescrito em razão da serena e tranqüila dignidade de sua natureza, ao lado de PINE, para sua autocensura. Após tomar os Remédios por três semanas, ela contou: "Estou definitivamente mais relaxada pela manhã, ao passo que as dores de cabeça são agora menos intensas e menos freqüentes. Já consigo perceber e compreender as dificuldades das pessoas que antes me deixavam exasperada." Um mês depois, ela informou que as dores de cabeça haviam desaparecido por completo.

Mulher, 70 anos, viúva. Nos anos em que exercera sua atividade profissional, ocupara diversos cargos de responsabilidade; agora estava aposentada e vivia num apartamento em Londres. Era uma mulher muito digna, que falava e se movimentava com serenidade e que, via de regra, não se deixava perturbar por nada. Era um exemplo perfeito de sabedoria e serenidade. Percebera ela, subitamente, que o barulho dos vizinhos e do tráfego a perturbava e a deixava nervosa. Ao procurar nosso tratamento, estava sofrendo de insônia, tornando-se muito cansada e desgastada. Prescreveu-se WATER VIOLET como Remédio básico e IMPATIENS para sua perturbação e impaciência com o barulho. Em pouco tempo, informou que estava recuperando sua tolerância e que começava a dormir tranqüilamente outra vez. Depois de tomar os Remédios por mais um mês, começou a apreciar seu apartamento londrino, sem se incomodar mais com os ruídos da metrópole.

Homem, 70 anos. Era por natureza uma pessoa reservada nas palavras, tranqüila e capaz. Normalmente, demonstrava paciência para com os outros e, no entanto, tornara-se muito impaciente consigo mesmo. Quando o conhecemos, estava sofrendo de uma bronquite crônica que voltava anualmente no outono. Prescreveu-se WATER VIOLET, como Remédio básico, por sua natureza tranqüila, reservada e capaz, além de CRAB APPLE para limpar-lhe o organismo, e IMPATIENS por sua impaciência consigo mesmo. Ele iniciou o tratamento no outono desse ano, acusando uma rápida melhora. Sua respiração normalizou-se e seu estado geral de saúde era bom. No mês seguinte, entretanto, durante as férias, foi atingido por uma gripe, ficando acamado por duas semanas. Uma vez recuperado, torceu o joelho esquerdo, que ficou inchado e dolorido. O paciente perdera peso e estava muito deprimido. Prescreveu-se WATER VIOLET, o Remédio básico, CRAB APPLE, como depurador da mente e do corpo, e OLIVE para sua fraqueza e depressão. Quatro semanas depois, ele acusava um progresso notável. Seu joelho voltara ao normal, seu estado geral de saúde melhorara e as depressões eram coisa do passado. Um mês depois, o paciente escreveu, dizendo: "De modo geral, estou muito melhor. Tenho mais confiança nos Remédios do que em qualquer coisa que qualquer médico já tenha feito por mim."

Mulher, 51 anos, solteira, psicoterapeuta. Era, por natureza, muito eficiente, tranqüila, autoconfiante e um tanto altiva. Procurou nosso tratamento em razão de uma grande e incômoda verruga atrás da orelha. Esta a incomodava profundamente e, além disso, a paciente imaginava que pudesse ser maligna. Ela não tinha medo do tumor, mas desejava livrar-se daquilo o mais rápido possível e sem cirurgia. Prescreveu-se WATER VIOLET, seu Remédio básico, juntamente com CRAB APPLE para limpar-lhe o corpo e a mente. Um mês depois de tomar os Remédios, ela voltou ao nosso consultório para mostrar que o tumor havia secado, tendo desaparecido por completo.

Mulher, 46 anos, solteira. Era uma mulher calma, tranqüila e competente, que gostava de ficar sozinha, mas que, não obstante, tinha uma generosa compreensão para com os outros. Cuidara do pai durante uma enfermidade prolongada e fatal, além de ter trabalhado durante a guerra como censora. Quando nos procurou, estava sentindo muita fraqueza e uma constante falta de ar. Contou-nos que uma de suas irmãs morrera de tuberculose, mas que ela não tinha medo disso. Era uma pessoa de muitos interesses, mas, por se cansar tão facilmente, não conseguia dedicar-se a eles. Prescreveu-se WATER VIOLET, o Remédio básico, em virtude de sua natureza independente e autoconfiante. Suas primeiras notícias davam conta de que sua saúde melhorara em pouco tempo. As informações seguintes eram de que ela estava muito mais forte, enquanto a falta de ar não era, nem de longe, tão freqüente como antes. A paciente também mencionou o fato de que sua gengiva inflamada, sobre a qual não nos informara anteriormente, voltara ao normal. Ela continuou tomando os Remédios por mais cinco meses. Escreveu, então, contando que se sentia realmente forte e cheia de vitalidade. Não havia mais o menor problema com sua respiração, que, segundo ela, estava normal; a falta de ar desaparecera. A paciente voltou a se dedicar a todos os seus antigos afazeres, recuperando a alegria de viver. Isso se deu em 1951. Dezoito anos mais tarde, em 1969, recebemos nova carta, na qual ela dizia que estava bem de saúde e que nenhum dos sintomas antigos havia reincidido; continuava bem disposta e feliz.

Mulher, 43 anos, solteira, enfermeira-chefe de um hospital. Era uma pessoa calma, tranqüila e eficiente por natureza. Era uma excelente supervisora de pavilhão, muito benquista pelas enfermeiras sob sua supervisão, por ela as tratar com respeito e compreensão. Três anos antes de nos procurar, sofrera um profundo choque emocional, quando seu noivo fora subitamente morto em um acidente. Surgiu-lhe, nessa época, uma colite crônica; embora estivesse constantemente com dores, jamais permitia que isso interferisse em seu trabalho. Prescreveu-se WATER VIOLET, seu Remédio básico, WHITE CHESTNUT para os pensamentos sempre recorrentes que giravam em sua mente, e HONEYSUCKLE para os pensamentos voltados para o passado. Em pouco tempo, seu intestino estava normalizado, enquanto as dores eram bem menos intensas. A paciente prosseguiu com o tratamento por mais seis semanas, quando, então, informou que a colite desaparecera por inteiro e que ela voltara a desfrutar a vida, livre das desagradáveis lembranças do passado.

Mulher, 70 anos, solteira. Fomos chamados no momento em que ela sofria um ataque moderado, todavia penoso, de coração. Durante o ataque, a paciente recebeu o Remédio RESCUE a intervalos regulares. Com isso, conseguiu-se deter o ataque e a dor. Dotada de uma natureza calma e controlada, a paciente era uma pessoa que se movia e falava com tranqüilidade e que fazia pouco do próprio sofrimento. Passado o ataque, prescreveu-se WATER VIOLET, o Remédio básico, em função de sua natureza calma, acrescentando-se HORNBEAM para lhe dar forças. Para sua grande surpresa, em quatro semanas ela se recuperou completamente. Levantara-se da cama, conseguia percorrer longas distâncias a pé, não sentia mais dores no peito e voltara a trabalhar normalmente. Sentia-se bem como antigamente. Todavia, mesmo sentindo-se bem e com seu coração saudável, ela, numa atitude prudente, continuou tomando os Remédios por mais quatro meses. Alguns anos mais tarde, escreveu contando que nunca se sentira tão bem, sendo que jamais tivera nenhum outro problema cardíaco.

Capítulo 36

WHITE CHESTNUT

Palavras-chave: Pensamentos indesejáveis e persistentes; discussões e argumentações mentais

A maioria de nós passa por momentos em que determinada preocupação ou acontecimento aflitivo se fixa em nossa mente, e em que somos incapazes de evitar que os pensamentos, as discussões e as palavras que "eu devia ter dito" fiquem girando em nossa mente como um redemoinho. Pensamentos dessa natureza apenas resultam em fadiga e não resolvem coisa alguma. O Dr. Bach denominava essa situação de "o estado mental do disco de gramofone". Os pensamentos ficam girando e girando como quando a agulha emperra no mesmo sulco de um disco. Situação descrita assim por um paciente: "Estou sempre numa discussão mental comigo mesmo. Minha cabeça não pára de girar, como um carrossel. Eu gostaria muito que ela parasse, que se aquietasse por um instante, mas ela não me dá sossego e não consigo detê-la sozinho." Por vezes, esse estado mental pode tornar-se tão agudo a ponto de desviar a mente da pessoa do presente, de modo que ela nem consegue escutar o que lhe é dito. Trata-se de uma condição perigosa, podendo ocasionar acidentes na rua, ou, no mínimo, levar a uma falta de concentração tamanha a ponto de prejudicar o trabalho diário do indivíduo. Trata-se de uma verdadeira tortura mental sobre a qual a vítima não tem o menor controle, ocasionando também insônia, pois a mente torturada não consegue a menor trégua. Certo paciente escreveu: "Primeiro vou dormir, depois acordo no meio da noite, a cabeça latejando com todos os meus problemas girando sem parar e roubando-me o sono." Outro paciente disse: "Fico extremamente deprimido. O período entre as 4 e as 7 horas da manhã é pior, porque, então, minha cabeça é invadida por pensamentos horríveis, que não tenho fôrças para controlar." O estado mental WHITE CHESTNUT difere bastante daquele do tipo CLEMATIS, posto que o segundo é um sonhador a construir alegremente seus castelos no ar ou vivendo neles, em sonhos, com alguém que ama. A pessoa do tipo CLEMATIS usa seus pensamentos para fugir do mundo, ao passo que o tipo WHITE CHESTNUT daria tudo para fugir de seus pensamentos e estar no mundo. Essa atividade excessiva da mente resulta em depressão, fadiga, ausência de concentração e numa sensação de se estar com a cabeça congestionada. Certo paciente descobriu que sua "tagarelice contínua e automática" resultara em dores de cabeça por vários anos, especialmente na região da fronte e dos olhos, parecendo-lhe que sua mente "jamais se aquietava ou se arejava".

Encontramos o aspecto positivo desse Remédio na pessoa dotada de uma mente calma e tranqüila. Tal indivíduo está em paz consigo mesmo e com o mundo. Sua tranqüilidade se mantém imperturbável perante as influências externas, e é nessa tranqüilidade que ele encontra a solução para seus problemas. É o indivíduo que aprendeu a controlar o pensamento e a imaginação, dando-lhes uma utilização construtiva.

Casos Clínicos

Mulher, 49 anos, casada. Sofria de um inchaço na garganta havia algum tempo, acompanhado de dificuldade para engolir. Um exame de raios X não revelara a presença de anormalidade alguma, porém, apesar dessa prova, a paciente não conseguia aquietar sua mente. Pensava constantemente em sua situação, travando discussões mentais com seu médico; em sua imaginação, ela apenas conseguia pensar nas terríveis conseqüências de um erro de diagnóstico. Não conseguia libertar-se desses pensamentos persistentes, mantendo-se acordada por noites a fio, pensando e se martirizando. Prescreveu-se WHITE CHESTNUT para a falta de controle sobre seus pensamentos, e ROCK ROSE para aquele medo cuja existência ela não admitia. Depois de tomar os Remédios por dois meses, a paciente já podia informar que sua garganta voltara totalmente ao normal, que seu sono era bom e que não era mais atormentada por pensamentos preocupantes. Disse ela: "Na verdade, eu agora não coloco mais a carroça na frente dos bois."

Mulher, 53 anos, solteira. A cada manhã, ela despertava com uma dor entre os olhos e, por vezes, com uma forte dor de cabeça. A paciente trabalhava num escritório e, à noite, punha-se a pensar nos problemas ligados ao seu trabalho; os pensamentos não paravam de girar em sua mente, impedindo-a de dormir. Ela, inclusive, se debatia entre abandonar ou não o emprego, sendo incapaz, todavia, de tomar uma decisão. Prescreveu-se WHITE CHESTNUT, como Remédio básico, para os pensamentos preocupantes que se precipitavam descontrolados, e SCLERANTHUS para sua indecisão. Depois de tomar os Remédios por algumas semanas, ela escreveu, dizendo: "Sinto, com certeza, minha mente mais tranqüila; será auto-sugestão?" Acrescentou-se GENTIAN à prescrição original, a fim de neutralizar a dúvida quanto ao seu progresso. Suas últimas notícias diziam: "Posso afirmar, definitivamente, que estou tendo um controle maior sobre meus pensamentos e que a dor entre os olhos desapareceu. Tive uma única dor de cabeça séria nos últimos três meses. Sou muito grata a vocês."

Mulher, 24 anos, solteira. Era uma pessoa de muitas preocupações, envolvendo parentes enfermos e problemas no trabalho. Ela não conseguia dormir tranqüilamente em virtude dos pensamentos que persistiam girando e girando em sua cabeça. Parecia não haver solução para seus problemas. Ao procurar-nos, estava muito abatida. Prescreveu-se unicamente WHITE CHESTNUT. O efeito foi quase imediato. A paciente informou que sentiu como se houvesse desabado uma parede, entre seus pensamentos e ela mesma; disse que chegou a tentar alcançar essa parede com a mão para trazer os pensamentos de volta, mas sem êxito. A paciente não tinha mais problemas, porém mantinha um frasco de WHITE CHESTNUT sempre à mão, para qualquer eventualidade.

Mulher, 53 anos, solteira. Era uma funcionária pública que passava a maior parte do dia trabalhando em sua escrivaninha. Seu cargo exigia grande esforço e, à noite, ela sentia como se tivesse levado todo o trabalho para casa. Como decorrência, não conseguia dormir bem, despertando com dores nos olhos e, por vezes, com indigestão. Prescreveu-se WHITE CHESTNUT para essa falta de controle sobre o que pensar e OAK por sua luta apesar das dificuldades. Depois do primeiro mês, ela já podia escrever: "Minha cabeça está definitivamente mais tranqüila, enquanto a dor nos olhos desapareceu." A paciente continuou tomando os Remédios por mais um mês, quando, então, informou que a dor, assim como a indigestão, haviam cessado, ao passo que seus pensamentos recorrentes eram, agora, coisa do passado.

Mulher, 65 anos, solteira. Um exame de raios X, efetuado anos antes de ela nos procurar, revelara uma úlcera gástrica, totalmente curada, depois, através de um tratamento. Agora, a paciente estava preocupada com a possibilidade de a úlcera voltar, pois estava sofrendo de dores, flatulência e prisão de ventre. Pensamentos preocupantes dominavam-lhe a mente, em especial durante a noite, impedindo-a de dormir. Disse ela: "É como um disco que nunca pára de rodar." Antes, ela era uma pessoa de muito vigor, porém agora se cansava com facilidade. Prescreveu-se WHITE CHESTNUT para esses pensamentos preocupantes e GENTIAN para a depressão e o sentimento de desesperança. Em três semanas, ela afirmou que o incômodo geral, assim como a flatulência, haviam cedido consideravelmente. A paciente prosseguiu com o tratamento e, um mês depois, escreveu: "Não tive mais indigestão, nem flatulência, nem constipação. Durmo muito bem e não tenho mais pensamentos preocupantes. Recuperei minha antiga energia."

Mulher, 60 anos, casada. Usava dentadura, sendo que a parte inferior, mal-adaptada, machucava-lhe o lábio. Isso a mantinha desperta por noites a fio, temendo poder tratar-se de um câncer. Ela ajudara a cuidar de uma amiga que, pouco tempo antes, tivera um seio amputado em decorrência de um tumor maligno. O fato, além de chocá-la, aumentou sua apreensão quanto à possibilidade de que também ela pudesse estar portando um câncer. Disse ela: "Minha cabeça está cheia de pensamentos sombrios." Prescreveu-se WHITE CHESTNUT para a insistência dessas idéias pessimistas, ao lado de MIMULUS para seu medo ao câncer. No período em que tomou os Remédios, o lábio não apresentou o menor problema, mas, enquanto aguardava a chegada do segundo frasco, o machucado tornou a aparecer. Ela tomou os Remédios por mais um mês, quando, então, escreveu: "Melhorei maravilhosamente. Não me preocupei mais com meu lábio e nem com o câncer. A região do machucado está totalmente curada."

Mulher, 59 anos, viúva. Acabara de se recuperar de uma séria amigdalite, quando surgiu-lhe uma flebite na perna esquerda. Ao sermos chamados para tratá-la, a paciente estava acamada havia sete dias. Sentia-se fraca e desesperançada. Não conseguia cuidar de sua casa, nem de seu filho solteiro. Isso a preocupava intensamente; segundo suas palavras, "os pensamentos e as idéias não param e não consigo mandá-los embora". Era uma mulher de idéias rígidas e inclinada a dominar o filho. Prescreveu-se WHITE CHESTNUT para seus incessantes pensamentos de preocupação, VINE para sua natureza dominadora e HORNBEAM para fortalecê-la. Depois de um mês, escreveu-nos dizendo: "Agora já consigo ir às compras. Minha perna melhorou inteiramente e não tenho mais aqueles pensamentos preocupantes. Meu estado geral de saúde melhorou sensivelmente."

Capítulo 37

WILD OAT

Palavras-chave: Incerteza; desalento; insatisfação

As pessoas do tipo WILD OAT têm personalidades definidas, são muito talentosas, parecendo, contudo, indecisas quanto ao rumo que devem tomar. Normalmente são ambiciosas; podem ter uma idéia geral da direção a seguir, mas, como os sinais não são suficientemente claros, tendem a sentir que a vida as está deixando para trás. Essa morosidade em encontrar seu lugar na vida acarreta-lhes um sentimento de desalento e insatisfação. Elas fazem diversas tentativas, sem que nenhuma delas pareça trazer-lhes felicidade. São levadas a se aventurar em ambientes e ocupações os mais díspares, o que apenas contribui para aumentar-lhes o sentimento de frustração. Eis um exemplo típico da incerteza do tipo WILD OAT. Um jovem de 20 anos demonstrava interesse pelo bem-estar da humanidade e dos animais, porém não conseguia se decidir por uma carreira. Teve diversas ocupações depois de concluir seus estudos, até que, por fim, se alistou no exército. Pouco tempo depois, foi afastado com um esgotamento nervoso. Tentou estudar agricultura, porém logo desistiu, por não poder concordar com os métodos utilizados nos animais. Tornou-se enfermeiro de um hospital, discordando novamente do uso de remédios e injeções, por considerá-los "contrários à natureza". Este jovem procurou-nos para tratamento em estado de grande depressão e infelicidade, duvidando de que ainda pudesse encontrar seu lugar na vida. Após um tratamento com WILD OAT, decidiu dar início a uma pequena horta com fins comerciais. Com esse empreendimento ele prosperou e se sentiu realizado. Outro paciente característico do tipo WILD OAT escreveu: "Sei que posso fazer bem as coisas, mas não sei o que quero fazer. Estou num negócio que me proporciona uma boa situação, mas que me desagrada. Já entrei em cinco negócios diferentes. Fiz dinheiro com todos eles, mas não gostei de nenhum. Sinto-me incapaz de encontrar um negócio ou ocupação que me dê prazer. Não sou preguiçoso. Trabalho horas a fio, normalmente começando às cinco da manhã, sendo que, por ser sozinho, também cuido da casa. Se eu soubesse a que ocupação me dedicar, sei que poderia dar conta dela, e muito bem." A indecisão da pessoa do tipo WILD OAT difere daquela do tipo SCLERANTHUS, pois a segunda não consegue se decidir entre duas possibilidades, ao passo que o tipo WILD OAT possui tantas idéias e ambições que estas acabam indefinidas, impedindo-as de tomar qualquer decisão. Há um ditado irlandês que descreve com exatidão o estado mental do tipo WILD OAT: "Um irlandês jamais sabe o que quer e não sossega enquanto não o descobre." O Dr. Bach escreveu sobre os Remédios WILD OAT e HOLLY, e seu uso especial para se decidir qual o medicamento a ser prescrito. (Ver HOLLY, capítulo 16, página 86.)

O aspecto positivo do tipo WILD OAT se reflete nos indivíduos possuidores de ambições definidas e que sabem exatamente o que pretendem fazer na vida. Mais que isso, eles o fazem de fato, sem permitir que coisa alguma interfira em seus propósitos. Suas vidas são plenas de utilidade e satisfação.

Casos Clínicos

Mulher, 53 anos, viúva. Seis meses antes de nos procurar para tratamento, ela se submetera a uma operação para remover a vesícula biliar, sentindo-se fatigada e desalentada desde então. Contou que seu problema maior era uma inaptidão para decidir sobre o que pretendia fazer. Era encarregada de uma mercearia e, embora sendo conscienciosa e dedicada no trabalho, perdera o interesse nele. Sentia que não podia ser importunada para tomar decisões, de modo que os outros as tomavam em seu lugar, o que a deixava insatisfeita e infeliz. Prescreveu-se WILD OAT para sua insatisfação e para a falta de um sentido de realização, além de CENTAURY para aquele estado temporário em que permitia que os outros interferissem na sua vida. Pouco tempo depois de começar a tomar os Remédios, ela escreveu contando: "Acabei de ser chamada para enfrentar um problema bastante grave e estou feliz em dizer que o resolvi de maneira satisfatória. Além disso, conheci, totalmente por acaso, um professor de canto e um pintor. Sinto que existe um propósito por trás disso tudo, pois estou interessada em canto e pintura." Repetiram-se os Remédios e, no espaço de mais um mês, a paciente pôde escrever: "Sinto-me muito melhor e mais forte; estou muito mais positiva e voltei a ser feliz."

Uma jovem mulher casada, que vive nos Estados Unidos, escreveu-nos o seguinte: "Há cerca de um mês, comecei a sentir que afundava cada vez mais. Percebi tantas coisas fora de lugar comigo, que pareciam requerer cinco ou seis Remédios. Lembrei-me, então, do Remédio WILD OAT, do vosso conselho de encontrar o meu lugar na vida e de que, quando o encontrasse, me dedicasse a ele por inteiro. Assim sendo, tomei o Remédio WILD OAT na semana passada. Na manhã seguinte, um resfriado que estava começando a se instalar havia desaparecido. Recobrei meu interesse pela vida e comecei a me sentir novamente eu mesma. Sabia que era necessário retomar os diversos interesses que tenho além de minha casa e pude sentir que a camada de preocupação comigo mesma estava se desmanchando, de forma a permitir que eu enxergasse e me movesse num mundo mais cheio de amor."

Mulher, 49 anos, solteira. Era de origem americana. Enviou-nos uma série de cartas descrevendo sua situação. Era, por natureza, uma pessoa confiante, corajosa e ágil no pensamento e na ação. Todavia, pouco tempo antes, contou ela, ocorrera uma reviravolta completa em sua vida. Perdera toda confiança em si própria, era perseguida por temores e tornara-se inquieta e confusa. Começava a cometer enganos e a confundir as coisas. Fora despedida do emprego, sentindo-se derrotada e profundamente insatisfeita consigo mesma. Era uma mulher inteligente, que trabalhava como conferencista na área médica. Contou-nos que entrara na menopausa dois anos antes e que agora se sentia fraca e facilmente influenciável. Também expressou a idéia de não haver encontrado o seu lugar na vida. Prescreveu-se WILD OAT para esse sentimento de não ter descoberto a própria missão na vida, ao lado de SCLERANTHUS para ajudá-la a decidir seu rumo futuro. Depois de tomar os Remédios por aproximadamente seis semanas, a paciente tornou a escrever, contando: "Os Remédios tiveram um efeito maravilhoso. Estou feliz como antigamente, sendo que tudo se conduziu de maneira positiva para mim. Voltei a trabalhar e, desta vez, estou fazendo exatamente aquilo que sempre adorei fazer."

Homem, 42 anos. Ao vir se consultar conosco, estava muito infeliz. Sentia-se frustrado, pois, em vez de seguir sua própria inclinação na juventude, submetera-se a trabalhar nos negócios da família. Tinha uma perspectiva rígida, que se refletia num enrijecimento de seu corpo físico. Prescreveu-se WILD OAT para o sentimento de não encontrar o seu lugar na vida, e ROCK WATER para a rigidez consigo mesmo. Pouco depois de iniciar o tratamento, foi hospitalizado com um quadro agudo de hemorróidas, que exigia uma intervenção cirúrgica imediata. Embora no hospital, continuou a tomar os Remédios, com resultados, sem dúvida, surpreendentes. Tanto o cirurgião como o anestesista ficaram surpresos com sua recusa em tomar qualquer analgésico depois da operação. Aparentemente, não havia necessidade disso, pois o paciente não se sentia incomodado. Ainda internado, fez os planos para dar início a um novo empreendimento, desfazendo os vínculos com sua antiga firma. Recuperou a saúde e a felicidade.

Mulher, 40 anos, solteira, professora. Percebera em si, pouco antes, uma incapacidade para disciplinar seus alunos e se concentrar no trabalho. Disse-nos estar na função errada. Embora não estivesse certa do que pretendia fazer, era uma pessoa capaz, com muitas possibilidades de trabalho. Recentemente, machucara a coluna numa queda violenta, encontrando-se sob os cuidados de um osteopata. Esse médico a ajudara relativamente, mas a paciente ainda sentia uma dor aguda na região lombar inferior. Prescreveu-se WILD OAT, o Remédio básico, em função de sua inaptidão em descobrir a que ocupação deveria se dedicar, ao lado de OLIVE para sua fadiga e CLEMATIS para sua dificuldade de concentração. Duas semanas depois, informou que sentia menos cansaço e que a dor nas costas havia diminuído. A paciente continuou a tomar os Remédios por mais dois meses; contou que se sentia bem novamente e livre de qualquer dor nas costas. Sua atitude se modificara; aceitou um cargo em outra escola, certa de que o ensino, afinal de contas, era a ocupação que mais se ajustava à sua personalidade.

Mulher, 45 anos, viúva. Ao vir se consultar conosco, afirmou que seus pensamentos estavam num turbilhão; muitas eram as coisas que pretendia fazer, mas não conseguia identificar sua verdadeira preferência. Estava prestes a se casar pela segunda vez, mostrando-se indecisa, todavia, quanto ao seu desejo de voltar a ser uma dona-de-casa ou de não se casar e se dedicar a algum outro trabalho. Afirmou que se tornara indiferente a tudo isso; sentia, por vezes, que não podia ser perturbada para tomar uma decisão que afetaria tão profundamente o seu futuro. Prescreveu-se unicamente WILD OAT, seu Remédio básico. A paciente o tomou por cerca de seis semanas e, durante esse período, decidiu por se casar novamente, o que de fato aconteceu. Algum tempo depois, escreveu-nos dizendo: "Estou muito feliz. Descobri que cuidar de minha casa e do meu marido é tudo o que sempre quis na vida."

Mulher, 53 anos, solteira. Era uma pessoa inteligente e talentosa, cujo interesse estava voltado para uma série de coisas, mas particularmente para a cura, as ervas medicinais e a pintura. Jamais conseguira decidir qual dos três caminhos a motivava mais. Tornara-se herborista formada e licenciada, tendo adquirido muita prática, todavia parecia insatisfeita com isso, transferindo-se para outro ramo da cura. A insatisfação novamente se apossou dela e a paciente começou a pintar. Disse ela: "A vida está passando e é preciso que eu encontre uma atividade da qual realmente goste e que me mantenha nela." Prescreveu-se WILD OAT, o Remédio básico, para sua indecisão. Por fim, ela percebeu que o ramo em que mais desejava atuar era o da cromoterapia. Foi estudar na Alemanha e, uma vez formada, voltou à Inglaterra a fim de exercer sua atividade. Agora, tendo descoberto sua vocação na vida, é uma pessoa muito feliz.

Capítulo 38

WILD ROSE

Palavras-chave: Resignação; apatia

WILD ROSE é o Remédio para as pessoas que se resignaram à sua enfermidade, a seu trabalho frustrante ou à monotonia da vida. Embora não se queixem, pouco se esforçam por melhorar, por encontrar outra ocupação ou por desfrutar dos prazeres simples da vida. São os pacientes que acreditam nos médicos quando estes dizem: "Você pode acabar se acostumando, também, porque vai ter de conviver com isso." São pessoas que acreditam que seu destino é suportar as condições que os importunam. Não percebem que o poder para alterar ou eliminar essas condições está em suas próprias mãos. Assim, elas normalmente passam pela vida impermeáveis à alegria e ao prazer. Algumas afirmações típicas: "Não adianta: nunca vou ser diferente. As pessoas têm de me aceitar como eu sou"; ou "Eu atraio as coisas para minha vida, encaro-as com naturalidade e as aceito"; ou, ainda, "Acho que tenho de aprender a conviver com isso." Acreditam elas, muito freqüentemente, que se algum familiar tem qualquer coisa de errado, elas também, naturalmente, devem ter herdado o mesmo problema. Pessoas assim são capazes de dizer: "É de família; portanto, também devo sofrer o mesmo." Estão prontas, também, a aceitar o veredito de que determinado problema é "incurável" e a dizer: "Já que isso vai me acompanhar pela vida inteira, tenho de aceitá-lo." As pessoas do tipo WILD ROSE renderam-se à vida e às condições por ela impostas: todavia, se pudessem enxergar direito, perceberiam que foram elas mesmas que criaram essas condições e que as alimentaram e sustentaram. Essas pessoas estão sempre cansadas; falta-lhes vitalidade e são companhias aborrecidas. É quase como se não apenas tivessem desistido voluntariamente da luta, mas que estivessem como que satisfeitas consigo mesmas por agir assim. Não sofrem da depressão das pessoas do tipo GORSE, pois seu estado é de resignação ou apatia.

O aspecto positivo do tipo WILD ROSE se manifesta nas pessoas dotadas de um vivo interesse em todos os acontecimentos, por mais triviais que sejam, tanto em suas vidas como nas dos outros. É precisamente esse interesse e vitalidade que atraem excelentes oportunidades para suas vidas, levando-as a usufruir de amizades, de felicidade e de boa saúde.

Casos Clínicos

Homem, 40 anos. Era, por natureza, um indivíduo quieto e reservado, inclinado a se manter calado com respeito a si mesmo. Não tinha interesse em conversas, nem fazia tentativa alguma em acompanhá-las. Disse ele: "Estou exausto de tudo isso; então, para que me incomodar tentando falar com os outros?" Estava resignado à sua condição física, porém eventualmente "explodia", ficando tenso e irritado. Trabalhara num curtume nos doze meses anteriores, até que lhe surgiram algumas marcas vermelhas, inicialmente nos cotovelos, que depois se espalharam por todo o seu corpo. Ficou hospitalizado durante três semanas, não havendo, contudo, melhora alguma. O paciente, então, mudou de emprego. Estava gostando de seu novo trabalho, o problema de pele havia quase desaparecido, quando as manchas voltaram a se manifestar. A intensa irritação mantinha-o acordado durante a noite. Prescreveu-se WILD ROSE, o Remédio básico, para seu sentimento de resignação e sua atitude do tipo "para que me incomodar?", junto com CHERRY PLUM para a perda de controle sobre suas emoções reprimidas, IMPATIENS para sua irritabilidade e CRAB APPLE para limpar-lhe o organismo. Logo no primeiro mês, informou-nos que se sentia melhor e que estava dormindo bem novamente, além de acusar uma melhora no problema da pele; tivera uma única e branda "explosão" nesse período. Passado um período de quatro meses, o paciente informou que estava bem sob todos os aspectos e que a irritação da pele desaparecera por completo. Quatorze anos mais tarde, voltou a escrever-nos, informando não ter havido recaída alguma em nenhum de seus sintomas.

Mulher, 60 anos, solteira. Pessoa de natureza calma e eficiente, gostava de seu trabalho, embora tivesse períodos em que se sentia cansada e apática. Escreveu ela: "Acho que devo continuar trabalhando, mas, às vezes, esse trabalho toma a forma de uma obrigação; meu entusiasmo costumeiro se evapora. E isso não é normal para mim; estou perfeitamente bem no meu emprego, adoro meu trabalho e espero continuar com ele ainda por um bom tempo." Prescreveu-se WILD ROSE para seu sentimento de apatia. Um mês depois, tornou a escrever, contando que os Remédios haviam tido um efeito excelente sobre ela. A paciente livrou-se de sua apatia, voltando a ser uma mulher normal e feliz. Um ano depois, tornou a escrever, contando que estava bem e livre de quaisquer problemas.

Homem, meia-idade, aposentado. Fora comissário regional na Rodésia do Sul, mas vivia agora na Inglaterra. Tivera sempre o sentimento de não ser nem tão inteligente quanto seus familiares, nem tão forte como seus companheiros. Resignara-se a essa atitude mental negativa, sem fazer o menor esforço para superá-la. Simplesmente desistira. Era levado pela vida afora, deixando as decisões de seu dia-a-dia a cargo da esposa. Era acometido, duas ou três vezes por ano, de sezão; sua temperatura se elevava e ele era tomado por dores generalizadas.

Durante essas crises, ele simplesmente voltava o rosto para a parede, recusando qualquer ajuda. Seu médico não conseguia encontrar uma causa física para essas crises. Quando ele procurou nosso tratamento, estava sofrendo de resfriados constantes e de violentos acessos de tosse. Prescreveu-se WILD ROSE, o Remédio básico, em razão de sua apática submissão às condições que lhe eram impostas, e HORNBEAM para dar-lhe forças para vencer essa resignação. Depois dos dois primeiros meses de tratamento, acusou um sensível progresso. Sua saúde melhorara, enquanto ele recuperava o interesse em participar de alguma atividade, a ponto de organizar um cortejo cívico em sua cidadezinha. Dois meses depois, informou que estava livre das crises de sezão, da asma e da tosse. Não tivera mais resfriados e sentia-se apto a enfrentar as dificuldades da vida com coragem e com uma determinação muito maior do que jamais demonstrara anteriormente.

Jovem, 19 anos. Tinha um sério problema de acne no rosto havia quatro anos. Fora informado pelos médicos de que essa acne desapareceria com a idade, porém, em vez de desaparecer, ela estava se acentuando. O paciente se resignara a essa condição desfigurante, resultando-lhe numa constante fadiga e em perda de interesse por tudo. Ao nos procurar, parecia um jovem muito infeliz. WILD ROSE, o Remédio básico, foi prescrito em função de sua resignação de certa forma desesperançada, CRAB APPLE para limpar-lhe o organismo e MUSTARD para neutralizar suas depressões profundas e sombrias. Os Remédios atuaram com rapidez. Passadas seis semanas, a acne havia desaparecido, deixando o paciente contente e muito mais interessado pela vida. Estudou para obter o diploma da Escola Nacional de Mecânica e foi bem sucedido. Tornou-se um homem feliz e realizado.

Homem, 64 anos. Alguns anos antes de procurar nosso tratamento, perdera a esposa em decorrência de uma enfermidade que se prolongara por doze anos. Quatro anos e meio antes, sofrera um colapso nervoso do qual jamais se recuperara por completo, sendo forçado a se deitar todas as tardes. Os médicos não conseguiam explicar essa necessidade diária de repouso, pois, afora apresentar pressão baixa, parecia uma pessoa saudável em todos os demais aspectos. Contou-nos ele que, desde o desaparecimento da esposa, perdera todo o interesse pela vida e que não fizera o menor esforço por recuperar a saúde a partir de então. Prescreveu-se WILD OAT, o Remédio básico, para essa atitude de apatia com respeito à própria saúde, HONEYSUCKLE para ajudá-lo a erradicar o vínculo com as lembranças do passado, e OLIVE para seu estado de exaustão total. O paciente seguiu o tratamento por seis meses. Ao fim desse período, informou que se sentia muito bem, usufruindo de maior vitalidade e resistência, tendo retomado a prática do golfe.

Mulher, 54 anos, casada. Escreveu-nos o seguinte: "Eu aceito a vida como ela é. Aceito tudo sem me opor e faço de tudo para preservar a minha paz. Meu marido é uma pessoa muito dominadora; não tenho vida própria e acho que não pretendo fazer nenhum esforço em contrário." Sofria de crises de enxaqueca e vômitos a cada mês; essas crises duravam dois ou três dias, deixando a paciente sempre enfraquecida e exausta. Prescreveu-se WILD ROSE para sua resignação, e CENTAURY para dar-lhe a força necessária para lutar por si mesma. A primeira reação foi o desaparecimento dos vômitos, embora as dores de cabeça persistissem. Dois meses depois, ela informou ter tido uma única dor de cabeça durante esse período. Depois de tomar os Remédios por quatro meses, escreveu-nos contando que as crises de enxaqueca e de vômito eram coisas do passado; o mais importante, contudo, foi ela dizer: "A transformação maior foi a mental. Perdi aquele sentimento duro e desesperançado, de modo que agora consigo enfrentar as circunstâncias. Ingressei no Serviço Voluntário Feminino e estou fazendo novas amizades."

Homem, 39 anos, artista profissional. Havia mais de um ano, sofria de irritante erupção nas mãos, nos braços e nas pernas. Os tratamentos que experimentara haviam-se mostrado ineficazes, até que ele se resignou ao fato de que esse problema não poderia ser sanado. A erupção surgira quando do falecimento de seu pai, vítima de câncer; ele contou que não se sentira desalentado na ocasião, mas sim frustrado e irritado pelo destino do pai. Perdera, por fim, todo interesse em seu trabalho, ainda que gostasse muito dele e fosse seu meio de subsistência. Prescreveu-se WILD ROSE para essa desalentada resignação e falta de interesse no trabalho, CRAB APPLE como um depurador da mente e do corpo e STAR OF BETHLEHEM por considerarmos que ele sofrera um grande choque com o falecimento do pai. A resposta ao tratamento foi rápida. Em quatro semanas, o paciente escreveu: "Inicialmente houve uma piora, mas, dezesseis dias depois, a erupção desapareceu por completo. Minha única ansiedade, no momento, é quanto à possibilidade de uma recaída." Acrescentou-se GENTIAN à prescrição original, para ajudá-lo a superar qualquer dúvida quanto a uma cura permanente. Dois anos mais tarde, escreveu dizendo: "O problema de pele nunca mais voltou desde que segui as prescrições de vocês."

Capítulo 39

WILLOW

Palavras-chave: Ressentimento; amargura

WILLOW é o Remédio para as pessoas que vêem a vida com amargura, as pessoas que culpam a todos, exceto a si próprias, por todo infortúnio ou adversidade que lhes aconteça. É típico delas dizer: "Não mereço essa falta de sorte. Por que tinha de acontecer logo comigo, enquanto os outros se livram impunemente?" As pessoas do tipo WILLOW sentem-se marcados pelo destino para fracassar ou sofrer, mas nunca devido a alguma falta sua. Acreditam que o tratamento que recebem é injusto, invejando a boa sorte, a boa saúde, a felicidade ou o sucesso de seus semelhantes. Sofrem de depressão e costumam viver em função de seus problemas. São os "desmancha-prazeres" que se comprazem em espalhar tristeza e desespero. Não têm o menor interesse pelos problemas dos outros, a não ser quando se trata de falar com rancor e indelicadeza sobre a sorte mais favorável destes ou para depreciar seu otimismo e felicidade. As pessoas do tipo WILLOW são aquelas que acreditam que suas preces não encontram resposta e que seus esforços não são recompensados; entretanto, todas recebem sem dar. Aceitam toda espécie de ajuda como sendo um "direito" seu e, dessa forma, mantêm-se numa atitude de ingratidão, alienadas daqueles que teriam prazer em ajudá-las ou demonstrar-lhes atenção. Não conseguem perceber que são as únicas responsáveis pela própria infelicidade; que foram elas próprias que propiciaram determinadas manifestações que constituem a substância densa de seus pensamentos negativos. Quando enfermas, transformam-se em pacientes difíceis. Nada parece agradá-las ou satisfazê-las, e é com grande relutância que admitem qualquer melhora em seu quadro; normalmente elas dizem algo do gênero: "Posso estar parecendo melhor, mas certamente não me sinto melhor." Todos nós sofremos, em determinadas ocasiões, do estado mental do tipo WILLOW. Podemos perder a calma, tornando-nos irritadiços e deprimidos, achando, então, extremamente difícil "mudar para melhor". É o sentimento do tipo "Eu preferia estar maluco" que nos invade quando nos aborrecemos, resmungamos e nos surpreendemos ao ver como os outros podem ser tão felizes. São exatamente esses os momentos que o Remédio WILLOW irá neutralizar, ajudando-nos, assim, a recuperar nosso senso de humor e a enxergar as coisas em suas proporções reais.

O lado positivo do caráter do tipo WILLOW consiste numa grande fé e otimismo. Ele se manifesta na pessoa que reconhece suas responsabilidades através das experiências por que passou pelo caminho. Tal indivíduo atrai para si seja o bem, seja o mal, de acordo com a natureza de seus pensamentos, reconhecendo inteiramente que o poder para tanto se encontra em suas próprias mãos.

Casos Clínicos

Homem, 49 anos, professor. Nos cinco anos anteriores, sofrera de uma psoríase por todo o corpo. Não era uma pessoa bem-sucedida no trabalho, acreditando, porém, que o motivo disso residisse numa falta de compreensão por parte do diretor e de seus colegas. Disse que precisava lidar com a classe mais difícil; os garotos ficavam o tempo todo aprontando diabruras apenas para irritá-lo, coisa pela qual ele se ressentia bastante. Prescreveu-se WILLOW, o Remédio de base, para seu ressentimento e sua mania de responsabilizar os outros pelo próprio insucesso, e CRAB APPLE para limpar seu organismo das toxinas geradas por seus pensamentos negativos. Depois das primeiras quatro semanas, o paciente informou que sua pele começava a melhorar por partes; pela primeira vez, em cinco anos, ele achava que poderia haver alguma melhora. Acrescentou que se sentia muito cansado e que agora, tendo voltado às aulas depois das férias, a melhora provavelmente não se manteria. Os mesmos Remédios voltaram a ser prescritos e, após outros dois meses, ele informou que era forçado a admitir que a melhora, então, era firme, porém que sofrera algumas recaídas que o haviam desencorajado. Acrescentou-se GENTIAN a fim de neutralizar o desencorajamento e a depressão causados pelas recaídas. Passados mais três meses, ele informou que, à exceção de uma ligeira secura e vermelhidão, sua pele estava completamente recuperada. Disse que, por alguma razão, estava mais satisfeito com a vida e que adquirira uma nova perspectiva, o que estava se refletindo em seu trabalho. Tanto ele como o diretor e seus colegas estavam contentes com seu trabalho, enquanto que os alunos não lhe causavam mais problema algum.

Mulher, 70 anos, viúva. Sentia que os golpes que recebera da vida estavam além da sua resistência. Contou-nos que seu único filho se casara contra a sua vontade, que nutria uma profunda aversão pela nora. A paciente fora obrigada a vender sua casa, por não conseguir mantê-la sem a colaboração do filho, sendo agora inquilina de um apartamento do tipo quarto-e-sala. Contou que havia sacrificado tudo pelo filho e que agora lá estava ela, abandonada naquela idade e obrigada a lutar por si própria. Não era bem-vinda na casa do filho, o que, segundo ela, era uma profunda e imerecida injustiça. Disse-nos ela: "Quero o meu filho. Quero a minha casa. Meu filho nunca mereceu a mãe e a amiga que tinha em mim. Ele não tem a menor gratidão pelos sacrifícios que fiz por ele." Prescreveu-se WILLOW, o Remédio básico, para a atitude de ressentimento com relação ao filho, e CHICORY para sua atitude demasiado possessiva. Ao fim de três semanas, a paciente informou que suas penosas depressões haviam praticamente desaparecido e que sua última visita à casa do filho fora bastante agradável. Ela ainda se ressentia por viver sozinha e não conseguia gostar da nora. Acrescentou-se HOLLY aos Remédios básicos, para sua hostilidade e seu ciúme. Ela tomou esses Remédios durante um mês. Contou-nos, então, que havia abrandado consideravelmente sua atitude para com a nora. Chegara à conclusão de que era necessário tirar o melhor partido das coisas tal como elas eram e que não iria importunar o filho fazendo visitas em excesso ao casal. Em decorrência dessa decisão, instaurou-se uma harmonia maior e uma atmosfera mais amistosa na família.

Mulher, meia-idade, viúva. Era originária da Letônia. Durante a guerra, ela e seu filho pequeno haviam fugido para a Inglaterra, enquanto o restante da família e dos parentes morreria em campos de concentração. Encontrou trabalho como cozinheira de uma numerosa família da região rural, ressentindo-se, porém, da indignidade de sua situação, pois fora uma pessoa muito rica antes da guerra e sentia que esse trabalho a diminuía. Tornou-se muito infeliz e desesperançada, repleta de ódio e ressentimento. Quando nós a conhecemos, estava numa condição física debilitada. Sentia-se cansada e doente na maior parte do tempo; além disso, seu cabelo estava caindo em largas extensões da cabeça, deixando-a praticamente calva. Esse quadro só contribuía para o amargo ressentimento pela sua situação e pelas circunstâncias que a haviam engendrado. Prescreveu-se WILLOW, o Remédio básico, para seu profundo ressentimento, HOLLY para seu ódio intenso, e GORSE para seu sentimento de desesperança. A paciente tomou os Remédios por vários meses; sua resposta foi bastante lenta, mas, por fim, tanto sua perspectiva como seu estado geral de saúde começaram a melhorar. Ela encontrou um novo emprego, este mais adequado à sua formação e a seus interesses, fato que representou um momento de grande mudança. Seu ressentimento e seu ódio foram cedendo; seu cabelo voltou a crescer, inicialmente de maneira esparsa e, depois, por toda a cabeça. A paciente informou que se sentia muito melhor, sentindo-se capaz, finalmente, de usufruir a vida outra vez.

Mulher, 50 anos, casada. Tinha um ressentimento irracional pelo genro, que, segundo ela imaginava, estava negligenciando sua filha e os dois filhos do casal. A paciente e o marido haviam se mudado, pouco tempo antes, para outro bairro, e ela sentia falta de seus antigos amigos. Nutria ressentimento pela sua vizinha, que a procurava para conversar quando ela fazia seu trabalho doméstico. Tornara-se muito deprimida; não conseguia comer nem dormir, além de aparentar uma idade muito mais avançada do que a real. Prescreveu-se WILLOW para seu ressentimento, que, acreditávamos, era a única causa de suas dificuldades. Os resultados foram rápidos e positivos. Seus primeiras notícias, enviadas poucas semanas depois, indicavam que já conseguia dormir bem e que recuperara o apetite; todavia, estava ainda repleta de ressentimento. Conversara abertamente sobre isso com o genro, conseguindo perceber que também ele tinha seus problemas e começava a simpatizar verdadeiramente com ele. Parecia anos mais jovem. Seu rosto estava radiante e seus olhos tornavam a brilhar. O efeito de sua melhora emocional sobre o marido também foi marcante; eles eram, novamente, uma família harmoniosa e feliz.

Mulher, meia-idade, casada. Ela nos escreveu o seguinte: "Estou cheia de ressentimento pela infidelidade de meu marido e me culpo muito por sentir isso.

Ajudem-me, por favor, a me livrar desse ressentimento, pois tudo isso talvez seja em parte responsabilidade minha." Prescreveu-se WILLOW para seu ressentimento e PINE para a autocensura. Dois meses depois, ela voltou a nos escrever, dizendo: "Tenho a grande satisfação de informar que houve uma grande melhora na minha atitude mental. Embora essa situação difícil já dure três anos, começo agora a encará-la com tranqüilidade."

Homem, 54 anos. Era uma pessoa amarga e ressentida. Estava constantemente voltado para o passado, recordando esta ou aquela pessoa que lhe havia causado problemas. Travava discussões mentais com essas pessoas, invocando o anátema do ressentimento para sobre suas cabeças. Sua condição física era frágil; sofria de pressão sangüínea elevada e de falta de ar. Prescreveu-se WILLOW, o Remédio básico, para seu ressentimento, e HONEYSUCKLE pelo fato de seu pensamento viver no passado. Depois das quatro primeiras semanas, a respiração apresentou uma ligeira melhora, ocorrendo depois, contudo, uma desencorajadora recaída. Acrescentou-se GENTIAN aos Remédios, a fim de neutralizar o desencorajamento deflagrado pela recaída. O paciente continuou a fazer progressos, porém gradativos. Os primeiros efeitos foram físicos; a pressão arterial caiu para níveis praticamente normais, enquanto a respiração apresentou grande melhora, assim como o sono. O ressentimento para com as pessoas e acontecimentos do passado ainda persistia. Somente depois de outros quatro meses foi que ele pôde escrever: "Minha saúde está muitíssimo melhor em todos os aspectos. Minha pressão está normalizada, assim como minha respiração. Sou muito grato a vocês, pois deixei completamente de lado os meus ressentimentos."

Mulher, 77 anos. Escreveu-nos dizendo: "Tive alguns mal-entendidos com velhos amigos; não consegui esclarecer a situação e estou sofrendo de insônia. Faço parte de um grupo cristão de orações, liderado por esses velhos amigos e por mim. Eles interpretaram mal algumas sugestões que fiz e expuseram o caso diante do grupo. Estou ressentida por isso e cheia de uma autopiedade que não consigo expulsar de minha mente." Prescreveu-se WILLOW para o ressentimento, CHICORY para a autopiedade e WHITE CHESTNUT para os pensamentos recorrentes que a mantinham acordada durante a noite. Em três semanas, ela voltou a escrever dizendo que estava imensamente grata aos Remédios. Contou que o ressentimento pelos amigos dera lugar a uma compreensão pela atitude deles; a paciente voltara a dormir bem. O mais importante de tudo, porém, era o fato de ela ter-se encontrado com seus amigos, tendo eles resolvido todas as suas diferenças. Atualmente, o grupo trabalha novamente em união e alegria.

O REMÉDIO COMPOSTO

Capítulo 40

O REMÉDIO COMPOSTO RESCUE

O Remédio RESCUE é um medicamento composto, formulado pelo Dr. Bach para ser utilizado em casos de emergência. Não se trata do "39º Remédio" nem se constitui propriamente num Remédio; trata-se de um composto formado por cinco Remédios. Entretanto, dadas as possibilidades inerentes ao Remédio RESCUE no sentido de salvar vidas, é quase obrigatório que cada praticante conte com uma certa porção do medicamento já preparada e pronta para ser utilizada. O próprio Dr. Bach, bem como muitos de seus adeptos, tanto leigos como profissionais, criaram o hábito de carregar sempre consigo um pequeno frasco do medicamento. O Remédio RESCUE pode salvar uma vida no caso de alguma emergência em que os segundos são preciosos, antes da chegada de socorro médico qualificado. Parafraseando um *slogan* de segurança muito difundido nos Estados Unidos: "Tenha sempre o Remédio RESCUE à mão. Você poderá estar salvando a sua própria vida!"

Fórmula

Os cinco Remédios que compõem o Remédio RESCUE são:

STAR OF BETHLEHEM, para o choque.

ROCK ROSE, para o pavor e o pânico.

IMPATIENS, para o desgaste mental e a tensão.

CHERRY PLUM, para o desespero.

CLEMATIS, para a sensação de tontura, distanciamento e saída do corpo que normalmente antecede a perda de sentidos ou de consciência.

O Preparo do Remédio RESCUE

Coloque *duas gotas* de cada um dos Remédios mencionados acima num frasco contendo 30 centímetros cúbicos de brandy ou álcool; feche bem o frasco e coloque um rótulo identificando-o como o Remédio RESCUE.

Dosagem

Coloque três gotas do Remédio RESCUE num copo cheio d'água. O paciente deverá tomar goles pequenos e freqüentes e, à medida que for se acalmando, a intervalos de quinze minutos, em seguida de meia hora, de acordo com seu estado. Caso o paciente não consiga beber a água, ou se estiver inconsciente, esfregar a água em seus lábios, nas gengivas, atrás das orelhas e nos pulsos. Caso seja impossível obter água, utilizar o Remédio RESCUE não diluído, umedecendo os lábios, a gengiva e a língua. Quando utilizado como medicamento por um período mais prolongado, dar as mesmas três gotas numa colherzinha de água quatro vezes ao dia. O Remédio RESCUE também pode ser aplicado em ferimentos externos. Pode ser usado para banhar alguma região dolorida, ou como uma compressa fria, ou, ainda, como uma fomentação quente. Seis gotas para meio litro de água constitui a medida normal.

Utilize o Remédio RESCUE em *qualquer* emergência, seja esta de grande ou de pequeno vulto. Utilize-o no caso de um grande sofrimento ou de alguma má notícia repentina. Utilize-o depois de qualquer acidente, seja ele grave ou sem conseqüência, pois em seguida a um acidente, independentemente de sua natureza, a pessoa invariavelmente sente alguma emoção. A vítima talvez experimente um choque, um medo que poderá se transformar em pânico ou pavor, um desespero acompanhado de seu subseqüente efeito desnorteador ou confuso. Aliviar o medo da vítima e restituir-lhe a calma e a confiança é de fundamental importância para seu bem-estar físico presente e futuro. No caso de um acidente, dê o Remédio RESCUE para a vítima; deixe-a o mais confortável possível, mantenha-a aquecida e aguarde o socorro médico competente. O Remédio RESCUE não tem nenhum efeito pernicioso e é capaz de salvar uma vida humana enquanto se aguarda a chegada de um médico qualificado. No caso de uma emergência grave, lembre-se que o Remédio RESCUE representa uma poderosa medida de primeiros socorros; todavia, ele não poderá substituir um tratamento médico apropriado, e nem é essa a sua finalidade.

Casos Clínicos

O Dr. Bach utilizou pela primeira vez o Remédio RESCUE, em sua composição original, formada por ROCK ROSE, CLEMATIS e IMPATIENS, em 1930; nessa época, ele ainda não havia descoberto os outros dois Remédios. Durante uma grande tempestade, uma pequena embarcação carregada de azulejos naufragou num ponto afastado da costa de Cromer, onde o Dr. Bach vivia na ocasião. A tripulação, formada por dois homens, agarrou-se ao mastro para evitar ser arremessada da embarcação que afundava. Devido à violência das águas, os dois tiveram de permanecer na água por várias horas antes que um barco salva-vidas pudesse finalmente resgatá-los. Quando isso ocorreu, o mais jovem dos tripulantes estava inconsciente, o rosto azulado e as roupas saturadas do sal das águas. O Dr. Bach avançou correndo pelas ondas enquanto o marujo era carregado para fora do barco salva-vidas, e umedeceu os lábios da vítima com o Remédio RESCUE. Continuou ministrando-lhe o Remédio enquanto o náufrago era levado pela praia para um hotel das redondezas. Antes de chegar ao hotel, o homem recobrara a consciência e, ao ser instalado ali, pediu um cigarro!

A carta a seguir nos foi enviada por um amigo da Austrália para o The Dr. Edward Bach Healing Centre: "Na semana passada, ocorreu um grave acidente de carro na frente da minha casa. Duas pessoas ficaram feridas; um homem jovem caído sobre a direção, sangrando dos pés à cabeça, e uma jovem mulher, que estava junto no carro, com um corte na garganta. Corri para fora com um vidro do Remédio RESCUE e o derramei garganta abaixo, diretamente do frasco. O homem, obviamente, encontrava-se em profundo estado de choque, enquanto a mulher entrara em pânico. Dei a eles os primeiros socorros e três doses do Remédio RESCUE antes que a ambulância chegasse. O pânico da mulher cessou e o homem ficou calmo. No hospital, logo suspeitaram que ele tivesse uma fratura no queixo e os dois joelhos lacerados, além de outros ferimentos. Sua cabeça batera contra o pára-brisa atravessando-o, mas o médico não o encontrou em estado de choque. Ele permitiu que o paciente voltasse de trem, naquela mesma noite, para sua casa, que ficava a mil milhas de distância. Esse homem escreveu depois, contando que chegara em casa são e salvo e que, depois de três dias de descanso, começou a fazer algum trabalho leve em sua fazenda."

Eis um outro relato, este fornecido por um adepto dos Remédios de Bach em Devonshire: "Esmaguei meu polegar entre os caixilhos inferior e superior de uma sólida janela, sem conseguir soltá-lo antes que a estrutura fosse desmontada com a ajuda de uma alavanca. Foi um choque muito grande; entrei em pânico e quase fiquei histérico. A dor era imensa e a unha ficou preta. Apanhei instantaneamente o Remédio RESCUE, ingerindo um pouco e despejando outro tanto numa tigela com água, onde mergulhei o dedo por quinze minutos. Meus nervos se acalmaram quase que de imediato e, para meu espanto, a coloração escura do dedo desapareceu em meia hora, restando apenas um pouco de dor até o dia seguinte. Não cheguei sequer a perder a unha."

Outro amigo, este de Northumberland, relatou-nos o seguinte acidente: "Uma garotinha de três anos de idade ficou extremamente assustada quando uma partícula incandescente de um fogo de artifício atingiu a parte de trás de seu pescoço. Um adulto que estava próximo apagou as chamas, de modo que apenas o cabelo da menina ficou chamuscado, sem o menor dano para o couro cabeludo. Entretanto, ela e a pessoa que a salvara estavam profundamente chocadas, sendo os berros da criança totalmente desproporcionais com relação ao dano causado. Os dois receberam o Remédio RESCUE e, em poucos minutos, a garotinha estava de volta ao local em que ocorrera o acidente, pronta para assistir aos outros fogos!"

Um amigo de Berkshire enviou-nos a seguinte carta: "Tive a infelicidade de perder a obturação de um dente durante os feriados de Natal, ficando com o nervo exposto. Nos dias que se seguiram, enquanto eu não podia ir ao dentista, pincelei o dente com o Remédio RESCUE, a intervalos regulares, para amenizar aquela dor exasperante. A dor cessou quase que de imediato, sendo que o efeito de cada aplicação geralmente durava muitas horas."

Temos aqui uma carta das mais interessantes, enviada por um amigo da Escócia, que relatou uma experiência inusitada de aplicação do Remédio RESCUE. "Meu amigo e eu decidimos escalar o Y-Gullay em Crutch Ardrain, uma montanha situada a poucas milhas de Lorch Lomond. Trata-se de uma escalada de gelo e neve muito conhecida. As condições meteorológicas eram excelentes, com a montanha densamente coberta por uma neve rígida. A escalada desse monte em forma de Y seguia tranqüila, embora exigisse grande esforço devido à quantidade de caminhos que era necessário abrir. Optamos, então, pelo braço direito do Y, que é o mais difícil. Fazendo juz à sua reputação, o monte estava coberto de um gelo extremamente rijo e quase vertical em certos trechos. À medida que escalávamos, o frio se intensificava violentamente; na verdade, era o pior frio que eu já havia sentido em escaladas no Canadá. Quando estávamos a cerca de meio caminho do último e difícil trecho da escalada, ambos estávamos tão exaustos que nossas mãos apenas conseguiam erguer as picaretas cerca de trinta centímetros do chão, restando-nos arranhar o gelo debilmente. Como o sol estava se pondo, ficamos relutantes em parar num lugar assim, mas nosso estado nos obrigava a isso. Lembrei-me, então, que havia um frasco do Remédio RESCUE no bolso superior do meu colete. Ele estava ali havia cinco meses. Virei-me cautelosamente até ficar de costas para a montanha, finquei os ferrões de minhas botas no gelo e disse a meu amigo que eu tinha algo que deveríamos tomar, se é que pretendíamos concluir aquela escalada. Tomei um bom gole do Remédio e disse para meu amigo: 'Estique o braço e tome um belo gole disto aqui.' Era uma operação bastante delicada, pois a cabeça dele encontrava-se na altura dos meus pés. Todavia, conseguimos realizá-la com segurança. Depois disso, permanecemos imóveis por doze minutos. Ao fim desse tempo, os dois estávamos suficientemente recuperados para prosseguir e ficamos ambos surpresos ao verificar que havíamos completado o último trecho em meia-hora, o que era quase um recorde naquelas circunstâncias. Tenho absoluta certeza de que não teríamos sobrevivido à escalada se não fosse o Remédio RESCUE."

Por fim, o trecho de uma carta enviada por um amigo de Berkshire: "Eu estava aparando o gramado de um aterro quando, inadvertidamente, perturbei um ninho de vespas. Elas se assustaram e saíram em enxame, picando-me na têmpora direita, no rosto e por dentro da narina direita. Fiquei assustado também e, pedindo apressadamente desculpas às vespas por tê-las importunado, corri para dentro de casa, onde tomei uma dose do Remédio RESCUE, passando também a pomada* sobre as picadas. Em dois minutos a dor desapareceu por completo e, em lugar de ficar com o rosto e o nariz bem inchados, na manhã seguinte não se via o menor sinal da ação das vespas."

* O Remédio RESCUE também é encontrado sob a forma de uma pomada, preparada com uma base homeopática não-oleosa.

POSFÁCIO

"Um glorioso panorama se abre à nossa frente! Percebemos que a autêntica cura pode ser obtida não com o errado repelindo o errado, mas sim com o certo substituindo o errado, com o bem substituindo o mal, com a luz substituindo as trevas. Atingimos, também, a compreensão necessária para não mais combatermos a doença com a doença, para não mais nos opormos à enfermidade utilizando os produtos da enfermidade, para não procurarmos evitar as moléstias com as mesmas substâncias que podem ocasioná-las. Muito pelo contrário, nós agora estimulamos a força oposta que eliminará o mal."

Edward Bach

BIBLIOGRAFIA

Edward Bach: *Heal Thyself*

Primeira edição – 1931

Décima impressão – 1973

———: *The Twelve Healers*

Primeira edição – 1933

Décima terceira impressão – 1973

[*Os Remédios Florais do Dr. Bach*, incluindo *Cura-te a Ti Mesmo – Uma Explicação sobre a Causa Real e a Cura das Doenças e Os Doze Remédios*, Editora Pensamento, 1990.]

F.J. Wheeler: *The Bach Remedies Repertory*

Primeira edição – 1952

Sexta impressão – 1973

[*Repertório dos Remédios Florais do Dr. Bach*, Editora Pensamento, 1990.]

Nora Weeks: *The Medical Discoveries of Edward Bach, Physician*

Primeira edição – 1940

Sétima impressão – 1969

Nora Weeks e Victor Bullen: *The Bach Flower Remedies – Ilustrations & Method of Preparation*, com aquarelas de Marjorie Pemberton-Piggott

Primeira edição – 1964

Segunda impressão – 1973

Todos esses livros foram publicados pela The C.W. Daniel Company Ltd.

1 Church Path
Safron Walden
Essex CN10 1P
Inglaterra

The Dr. Edward Bach Healing Centre,
Sotwell, Wallingford, Oxon, Inglaterra,
que também edita o
The Bach Remedies News Letter (Publicação Trimestral)

ÍNDICE REMISSIVO

Referente a Condições Físicas e Mentais citadas nos Relatos de Casos

Maiores informações sobre a Medicina Floral e os frascos dos 38 remédios podem ser obtidos em:

The Headquarters, The Dr. Bach Centre,
Mount Vernon, Sotwell, Wallingford,
Oxon, 0X10 0PZ UK - England

Os Remédios Florais do Dr. Bach

Dr. EDWARD BACH

Problemas de saúde freqüentemente têm suas origens na mente; sentimentos que foram persistentemente reprimidos irão emergir, primeiro, como conflitos mentais e, depois, como doença física.

O Dr. Edward Bach, um médico inglês, depois de atuar como bacteriologista num hospital de Londres e de obter êxito profissional com suas vacinas orais, resolveu morar numa floresta de Gales, na Grã-Bretanha. Desanimado com a medicina ortodoxa, lá descobriu que tinha uma sensibilidade tal que lhe permitia sentir as energias transmitidas pelas flores apenas tocando-as ou colocando na boca as gotas que o orvalho deixava sobre elas. Ao mesmo tempo constatou que, enquanto algumas flores eram capazes de provocar sentimentos negativos, outras tinham a propriedade de anulá-los. Entre 1930 e 1934, o Dr. Bach identificou 38 flores silvestres entre essas últimas e escreveu os fundamentos da sua nova medicina.

De volta à civilização, verificou na prática a eficácia dos medicamentos florais e compreendeu a grande ajuda que poderiam dar à humanidade doente. O Dr. Bach dizia que "o medicamento deve atuar sobre as causas e não sobre os efeitos, corrigindo o desequilíbrio emocional no campo energético". Estes remédios atuam sobre a desarmonia profunda do paciente e, assim fazendo, formam a base para a recuperação dos sintomas físicos.

A terapia das flores age no plano mais sutil da pessoa; seu efeito, reconhecido em 1976 pela Organização Mundial de Saúde, se constitui de grande ajuda à humanidade nestes momentos de transição, auxiliando a harmonização dos corpos (etérico, emocional e mental) e facilitando o livre fluxo das energias superiores através da personalidade.

Neste livro fascinante, o Dr. Bach nos traz explicações sobre sua terapia floral e sobre sua aplicação em cada circunstância, assim como sobre a natureza das enfermidades e a forma de dominá-las, permitindo que o organismo humano descubra o seu caminho até a verdadeira saúde interior.

EDITORA PENSAMENTO

Os Remédios Florais do Dr. Bach Passo a Passo

Guia Completo para Prescrições

JUDY HOWARD

No início da década de 30, um médico inglês, o Dr. Edward Bach, descobriu um sistema perfeito de cura preparado com plantas silvestres, flores e árvores do campo.

Os remédios florais do Dr. Bach passo a passo é um guia completo sobre o sistema de remédios criado pelo Dr. Bach. É ideal para principiantes que ainda não conhecem essa terapia, mas também oferece grande riqueza de informação adicional para os que já estão familiarizados com o assunto.

O texto inclui capítulos relativos à preparação e à administração dos remédios, bem como uma descrição minuciosa de cada um deles. Como a escolha certa das essências é uma das condições indispensáveis para o sucesso da terapia, a arte de prescrevê-las é aqui explicada em detalhe.

EDITORA PENSAMENTO

Dicionário dos Remédios Florais do Dr. Bach

T. W. HYNE JONES

O Dr. Edward Bach, um médico inglês, depois de atuar como bacteriologista num hospital de Londres e de obter êxito profissional com suas vacinas orais, resolveu morar numa floresta de Gales, na Grã-Bretanha. Desiludido com a medicina ortodoxa, descobriu então que sua sensibilidade lhe permitia sentir as energias transmitidas pelas flores através de um simples toque, constatando ao mesmo tempo que, enquanto algumas flores eram capazes de provocar sentimentos negativos, outras tinham a propriedade de anulá-los. Tendo em vista a aplicação prática dessas propriedades, o Dr. Bach criou, a partir de essências naturais, os medicamentos que hoje levam o seu nome.

Este pequeno dicionário foi organizado para facilitar o trabalho dos terapeutas e usuários adeptos dos remédios florais na determinação exata do diagnóstico e no acerto da prescrição mais apropriada.

EDITORA PENSAMENTO

Um Guia para os Remédios Florais do Dr. Bach

JULIAN BARNARD

Os remédios florais do médico inglês Dr. Edward Bach constituem um método simples e natural de cura que atua sobre o estado emocional das pessoas e não sobre a doença física. Eles harmonizam e equilibram a personalidade, reagindo contra estados de ânimo negativos, como irritação, medo, sentimentos de culpa, etc., que o Dr. Bach considerava serem a causa real das doenças e da infelicidade.

Este livro é um guia completo e prático acerca desses remédios e do modo como eles atuam no plano mais sutil das pessoas, com reflexos benéficos sobre o corpo físico. Um livro gratificante, de fácil leitura e de extrema simplicidade, características que fazem dele a melhor introdução que já se escreveu sobre o assunto.

EDITORA PENSAMENTO

Repertório dos Remédios Florais do Dr. Bach

F. J. WHEELER

O Dr. Bach, um médico inglês, depois de atuar como bacteriologista num hospital de Londres e de obter êxito profissional com suas vacinas orais, resolveu morar numa floresta de Gales, na Grã-Bretanha. Desiludido com a medicina ortodoxa, descobriu então que sua sensibilidade lhe permitia sentir as energias transmitidas pelas flores através de um simples toque, constatando ao mesmo tempo que, enquanto algumas flores eram capazes de provocar sentimentos negativos, outras tinham a propriedade de anulá-los. Tendo em vista a aplicação prática dessas propriedades, o Dr. Bach criou, a partir de essências naturais, os medicamentos que hoje levam o seu nome.

Este repertório, organizado como uma contribuição para o aprendizado da verdadeira arte de curar, será de grande utilidade para os que desejam desenvolver sua habilidade na escolha e prescrição dos remédios florais. Em ordem alfabética, estão relacionados aqui os diversos estados de ânimo e suas variantes, tendo ao lado a essência ou essências indicadas para cada caso.

EDITORA PENSAMENTO

Editora Pensamento
Rua Dr. Mário Vicente, 374
04270 São Paulo, SP
Fone 272-1399

Livraria Pensamento
Rua Dr. Rodrigo Silva, 87
01501 São Paulo, SP
Fone 36-3722

Gráfica Pensamento
Rua Domingos Paiva, 60
03043 São Paulo, SP